年商1億円を超えて
地域No.1を達成するための戦略

歯科開業
マスタープラン

中尾 英哲

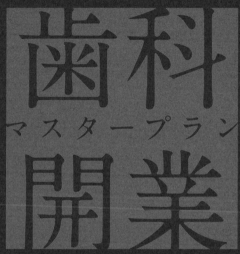

歯科開業マスタープラン

年商1億円を超えて地域No.1を達成するための戦略

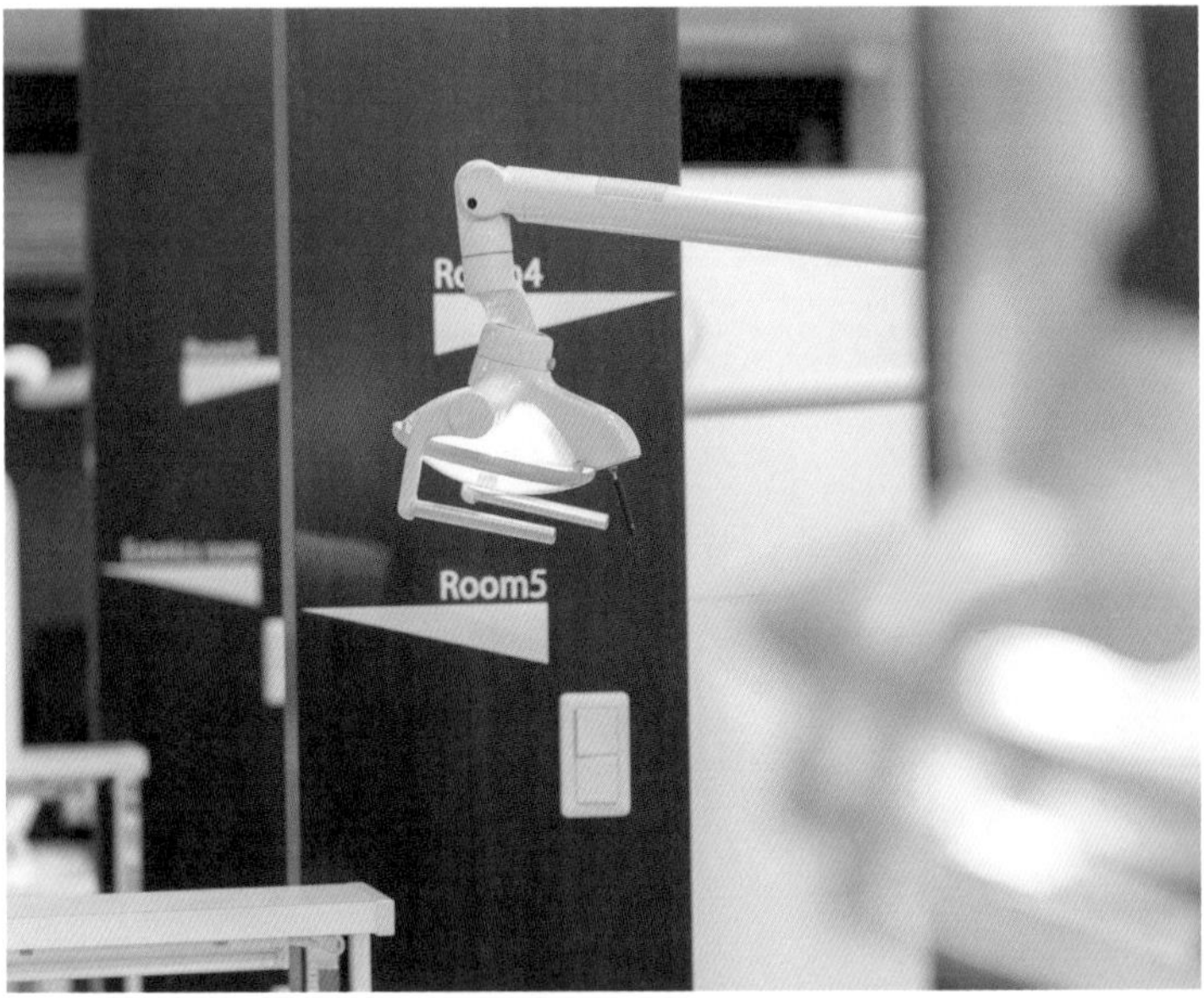

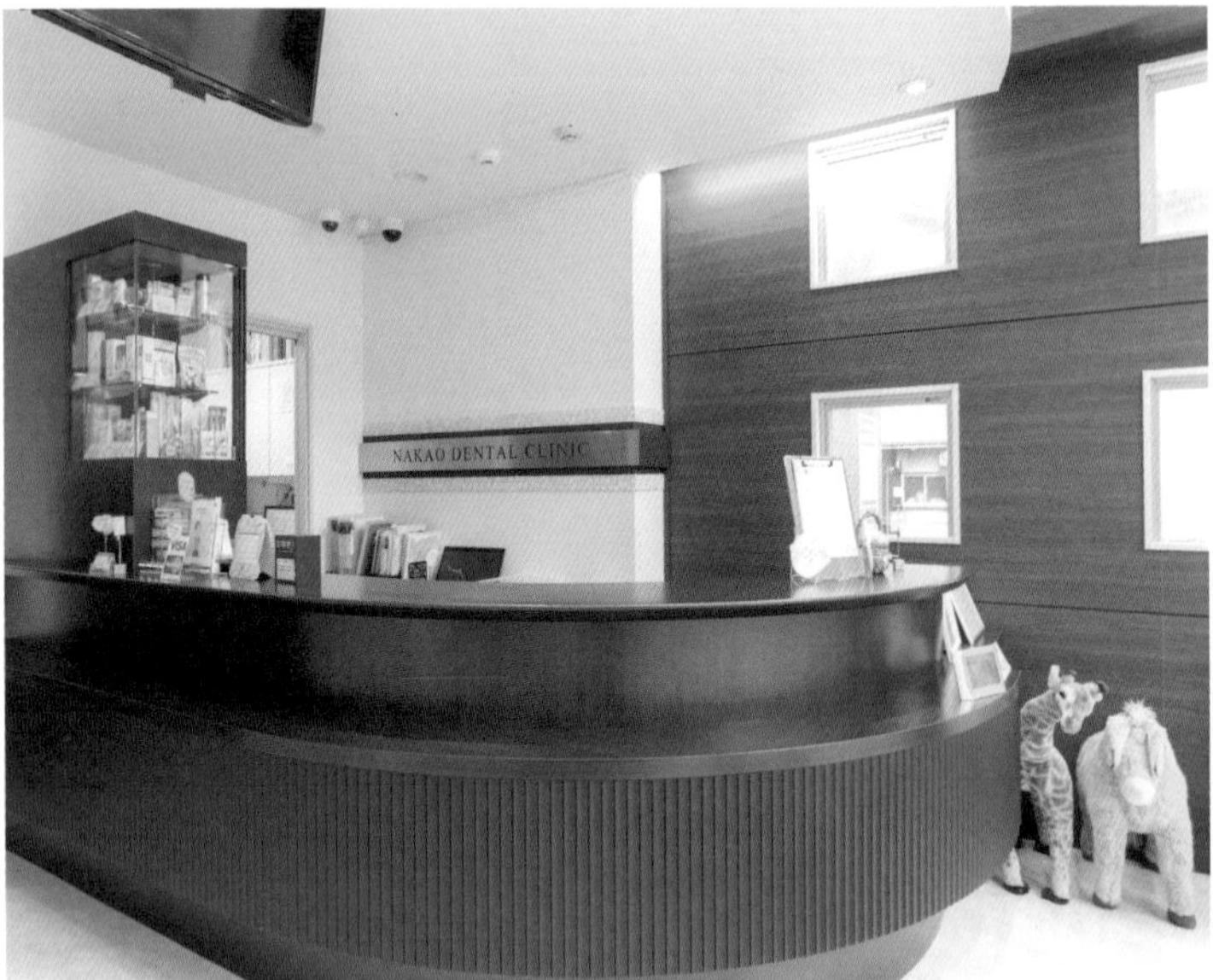

医療法人なかお歯科　北九州セントラル歯科　小児科　矯正歯科
〒804-0061　福岡県北九州市戸畑区中本町８-11　電話:0120-39-8461

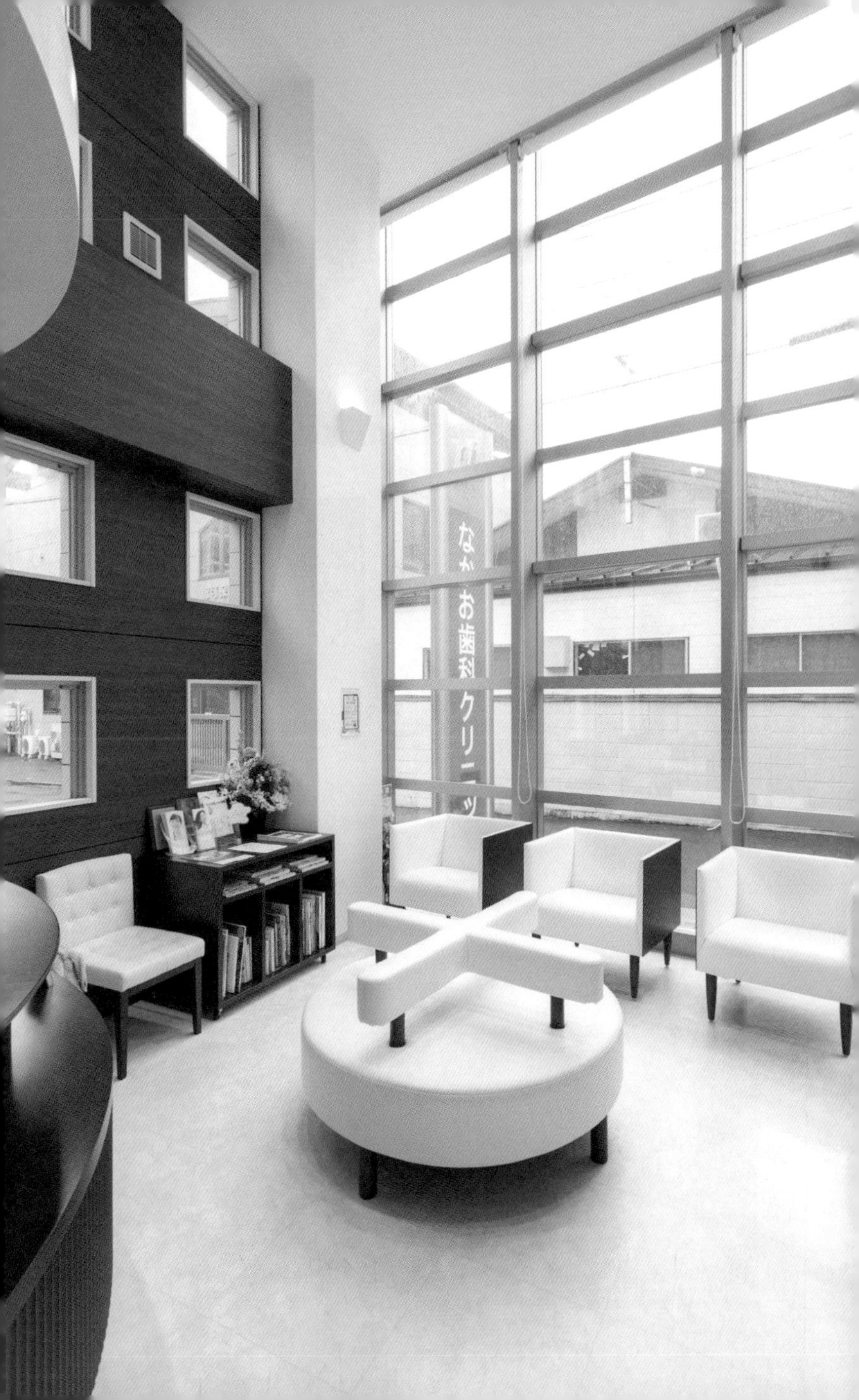
お歯科クリニ

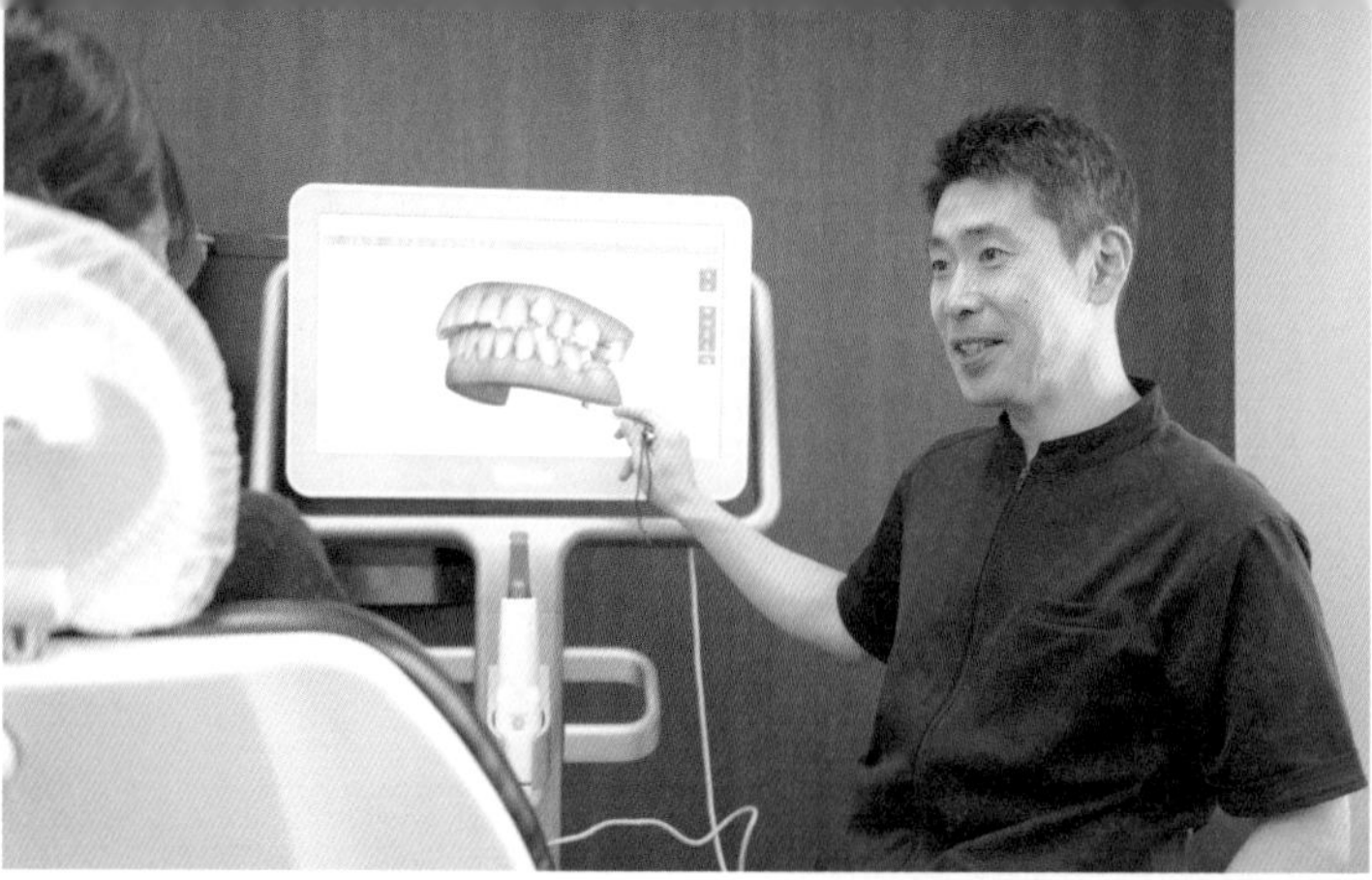

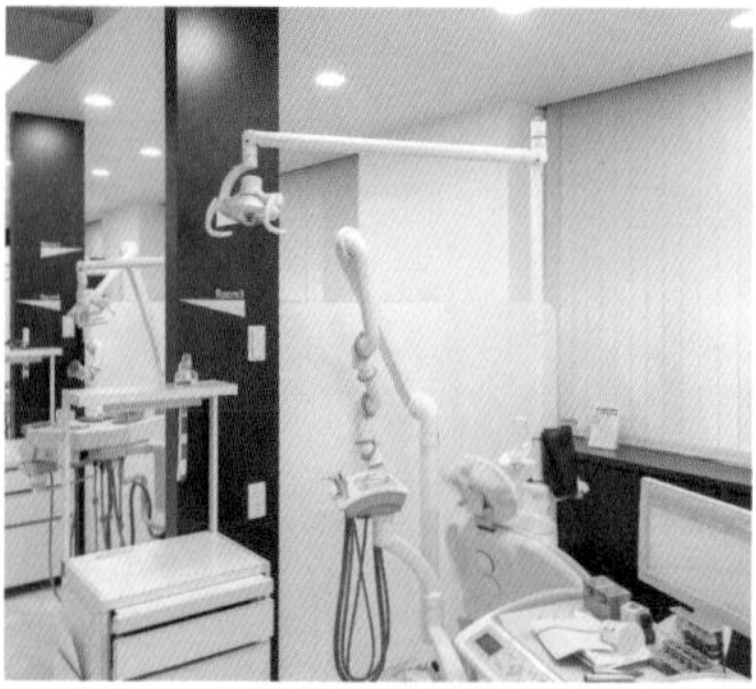

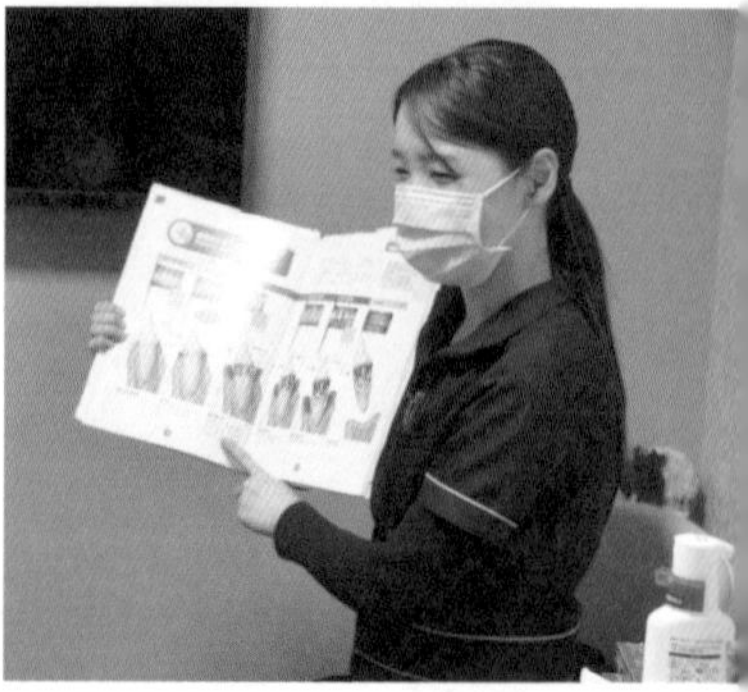

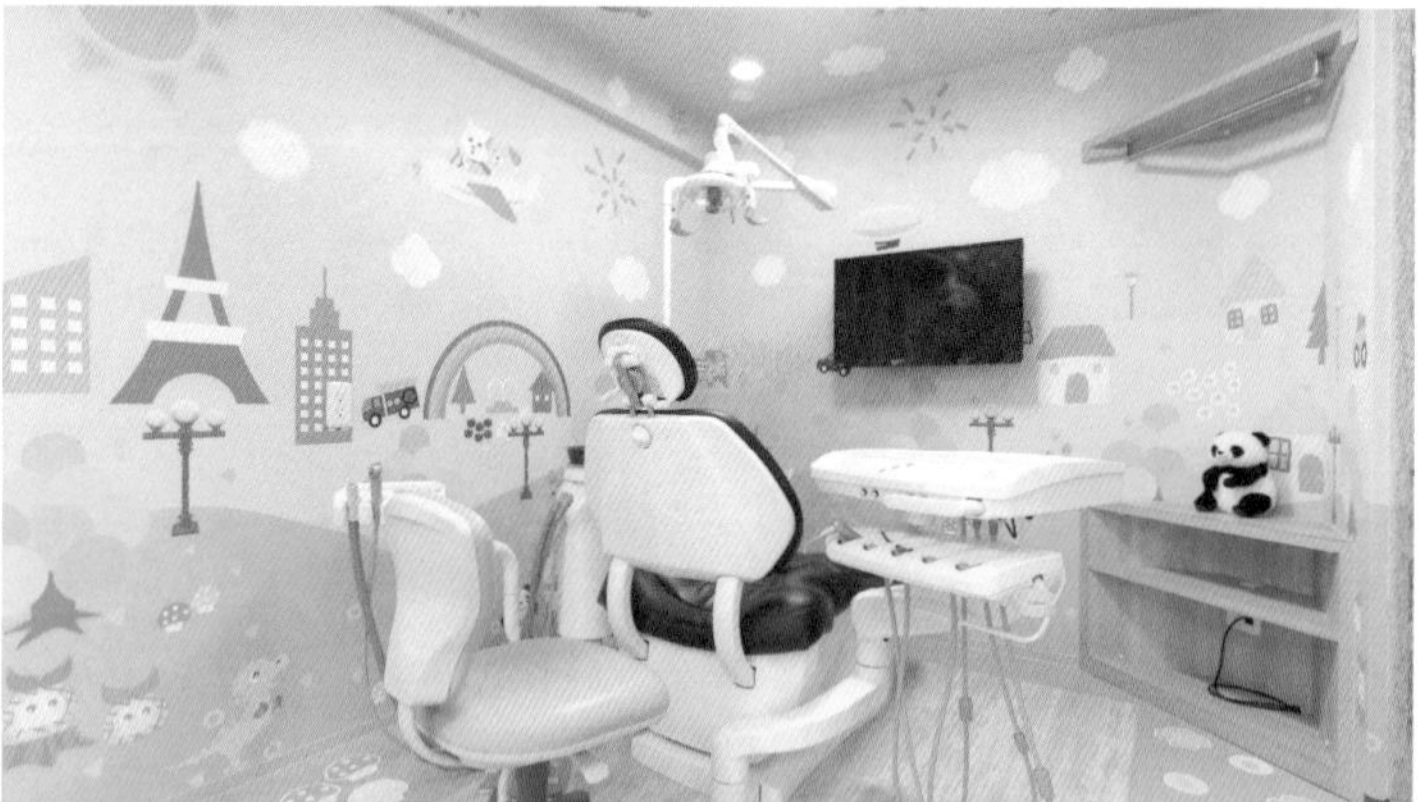

技術のチェック・品質のチェックに特に力を入れています

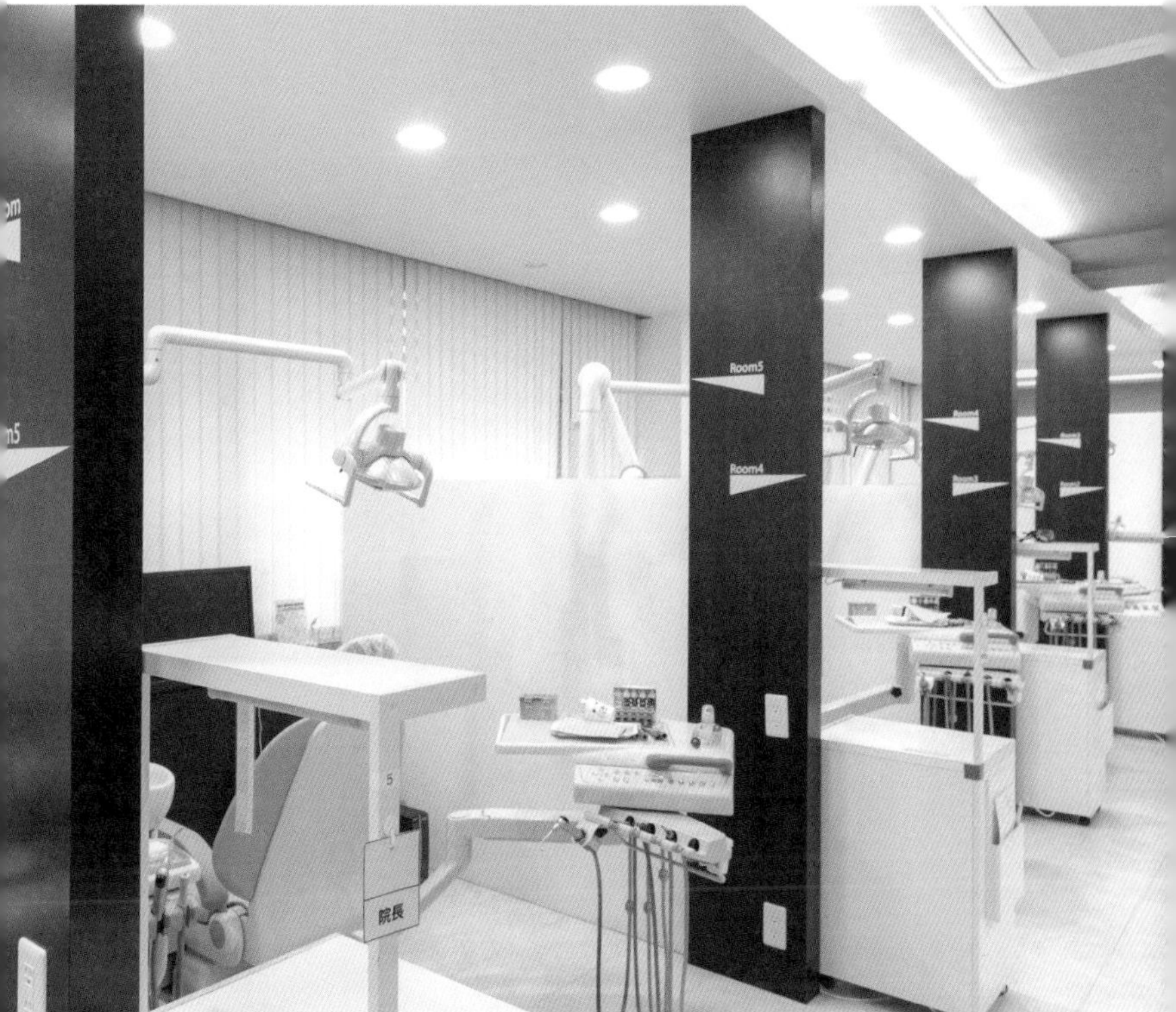

清潔な環境での治療を第一に！

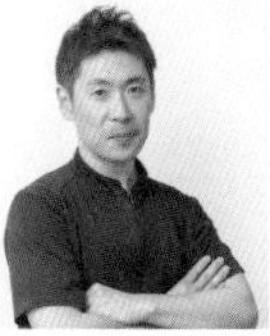

医療法人なかお歯科
理事長　中尾 伸宏

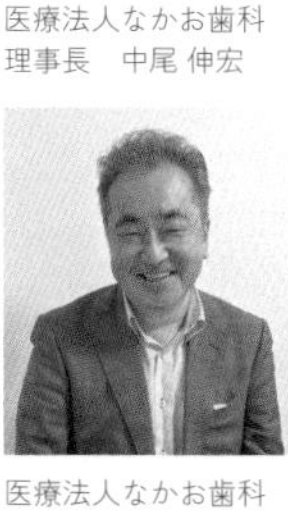

医療法人なかお歯科
事務長　中尾 英哲

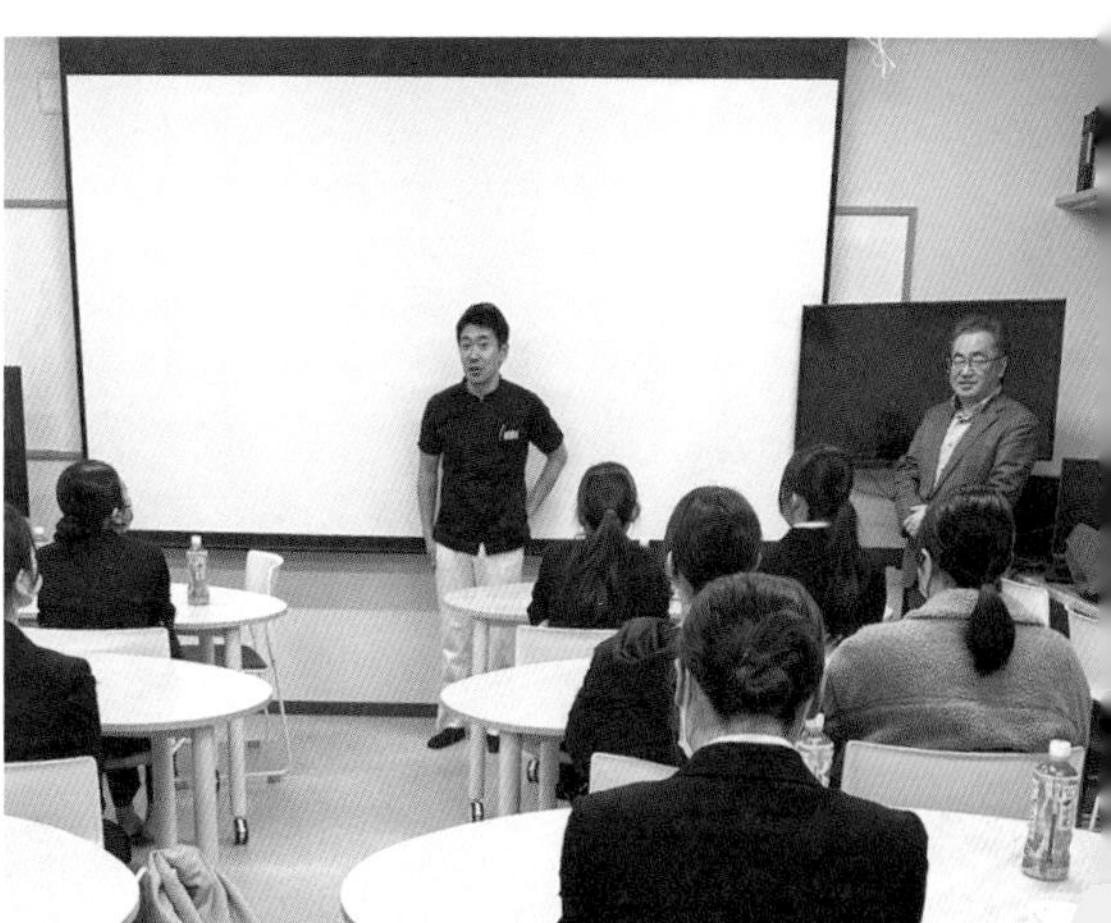

はじめに

私は、北九州市にある医療法人なかお歯科「北九州セントラル歯科　小児歯科　矯正歯科」の事務長です。現在、北九州市の戸畑駅地区では、ナンバーワンの歯科医院と自負しています。

本書は、現在、歯科医として勤務しながら独立して開業を目指している人、既に開業して年商1億円を目指している人、いつか開業したいと考えている歯科学生へ向けています。「年商1億円の歯科医院、地域ナンバーワン」を達成するための本です。この本では、私が事務長を務める医療法人なかお歯科の実例や、社会的な状況を交えながら解説していきます。

歯科医療の世界は広がり続け、その中で成功を収めるためには情熱、知識、そして堅実な計画が欠かせません。新たな歯科医として開業を目指す皆さんへ、心からの歓迎を申し上げます。この書籍は、成功した開業医たちの経験に焦点を当て、そのキャリアの舞台裏を垣間見ることで、未来の歯科医師たちに知恵を授けることを目的としています。年商1億円という数値は単なる目標に過ぎません。それは、患者との信頼関係を築き、地域社会に貢献し、そして自らの成長を支えるための手段です。また、地域No．1となることは、歯科医療のリーダーシップを発揮し、先進的な医療を提供することへの挑戦でもあります。

この書籍は理論だけでなく、実践に根ざしたアドバイスを提供します。成功した開業医たちがどのようにして成功に至ったのか、そしてその道のりにはどのような挑戦があったのか、その全てがここに詰まっています。成功の裏には努力や試行錯誤が伴うことを理解し、それを踏まえた上で自らの歩みを進めていくことが肝要です。

我々がお伝えするのは、あなたが成長し、自らのキャリアを築くためのツールセットです。これは一つの段階を踏むことから始まり、次第に高みに到達することでしょう。そしてその過程で、あなた自身が見えてくるものがあることでしょう。

この書籍が、あなたの歯科医療の旅路において新たな洞察と活気をもたらし、成功へのキーワードを提示できることを期待しています。歯科医としての未来に向けて、楽しみながら挑戦していくことをお祈りしています。

目次

はじめに　6

第1章　歯科開業の準備

- 歯科開業の意義と将来の展望　10
- 歯科医師としてのキャリアパスと選択肢　14
- 開業に向けた法的手続きと免許申請　25
- 開業資金の調達と財務管理の基本　37
- オフィスの場所選びとデザインの考慮事項　46

第2章　マーケティングと広告戦略

- 歯科クリニックのブランディングと差別化戦略　60
- 学生向けのマーケティングアプローチとコミュニケーション　71
- 社会的なネットワークの構築と口コミの重要性　75
- オンラインマーケティングとソーシャルメディア活用の基礎　83
- イベントやキャンペーンの企画と実施　91

第3章　歯科学生の採用と管理

- 歯科学生の採用プロセスと選考基準　98
- 学生の育成と研修プログラムの構築　108

- 学生とのコミュニケーションとモチベーションの維持……111
- チームビルディングとコラボレーションの重要性……116
- 学生の成長とキャリアパスのサポート……124

第4章 歯科衛生士と歯科技工士の採用とキャリアサポート

- 歯科衛生士および歯科技工士の採用の難しさとその対策……132
- 歯科衛生士および歯科技工士のキャリア開発と進路選択のサポート……138
- 院内技工の課題と向上策……143
- 院外技工の受注と業務拡大に向けた戦略……147
- 歯科衛生士と歯科技工士との協力とチームワークの重要性……152
- 歯科衛生士および歯科技工士の職場環境と働き方改革の推進……156

第5章 成功への道しるべ

- 成功した開業医の実例と教訓……164
- 経営スキルの向上と継続的な学習の重要性……169
- 2040年を見据えた歯科医院経営……171
- 法律と倫理に関する基本的な知識と守るべき原則……175
- プライバシーと個人情報保護の重要性……179
- 成長と挑戦：将来の展望と自己啓発のための道筋……187

おわりに……193

第1章 歯科開業の準備

歯科開業の意義と将来の展望

あなたは、漠然と〝ゆくゆくは歯科医として開業したい〟と考えていませんか?

日本の歯科診療所数は、一般的にもコンビニエンスストアよりも多いといわれています。昔から地域で2代3代と続いている歯科医院や、新しく開業した歯科医院のほか、大規模でスタッフ数も多い医院まで、さまざまあります。どのような歯科医院が成功しているのでしょうか。

現在、医療法人なかお歯科では、「北九州セントラル歯科　小児歯科　矯正歯科」という名称で、ユニット25台、CT、歯科技巧室を備え、お子さま向けにキッズパーク、最上階にスタッフ用ラウンジを設置しています。そんな当院の最初は、ユニット3台で始めました。約1年で閉院の危機もありました。

その経験などから現在まで23年程となります。さらに２０２４年冬には、新しい分院を開設します。

この本が、これから開業を考える歯科医をはじめ、歯科衛生士、歯科技工士が、豊かな人生を過ごしていくために、参考になることを願っています。

まずは、日本を全体的に広い目線で、歯科医院を開業する意義と将来について、現状を確認してみましょう。

地域でナンバーワンを目指しているから、日本の全体なんて興味ない、ではいけません。経営・マーケティングの視点を持ち、マクロとミクロを把握しておく必要があるのです。

厚生労働省による２０２０年（令和2年12月31日現在）のデータ（執筆時点で最新）では、病院・診療所に従事する歯科医師総数１０４、１１８人です。施設の種別に見た医療施設に従事する歯科医数の年次推移では診療所の増加が続いています。

つまり、新しい歯科医院の開設は増えているといえます。とはいえ、日本は人口が減少していくため、開業しても、やっていけるのだろうかと不安を抱く方もいるかもしれません。

なぜ、歯科医院の開設が増えているのか？　ひと昔前のように、歯が痛くなって歯科医院に行く、という時代から変化しました。現代では、予防やケアに対する意識が高くなっています。

その裏付けとして、政府が２０２２年6月に閣議決定した「経済財政運営と改革の基本方針２０２２年（骨太の方針）」では、国民皆歯科健診の具体的な検討を盛り込みました。これにより、口腔内のケアが、より重要になってきています。

例えば、歯磨き粉の需要は、歯周病や、口臭予防、美白などの口内環境をケアする高機能・高価格品にシフトしています。

さらに、「治療から、予防・ケア」へ意識が変化していることにより、患者が歯科医院へ通院する回数はさらに増えると予測できます。厚生労働省のe-ヘルスネットでは、「口腔の健康状態と漸進的な健康状態の関連」にて、欠かせないものと考えられる、と発信しています。それでも、歯科業界は競争が激しいでしょう。

当院は最初、院長兼歯科医一人と、スタッフ3名でした。

現在は、「医療法人なかお歯科　北九州セントラル歯科　小児歯科　矯正歯科」になり、歯科医5名、歯科衛生士8名、歯科技工士、管理栄養士など総勢約30名のスタッフで総合的な品質にこだわった治療を行っています。『日本一スタッフの幸せを考える歯科医院』を目指しています。

現在の歯科業界の状況を鑑みて、あなたが歯科開業を考える意義は何かを考えてください。

現在の「医療法人なかお歯科　北九州セントラル歯科」が、どのような経緯で現在に至ったかなども交えて、具体的に解説していきます。この本を参考にしていただき、ご自身の展望を考えていってください。

歯科医としてのキャリアパスと選択肢

歯科医としてのキャリアパスを考えていますか？　歯科医になるには、大学を卒業後、国家試験に合格して、指定病院や診療所で1年以上の臨床研修を経る必要がありますよね。卒業してすぐ開業する人はいないと思います。勤務医として働き、ずっと続けていくのか、開業を目指すのか、歯科医としての人生を設計してみてください。

歯科医の年収

ここで、勤務医と開業医の年収はどうなっているか確認してみましょう。

厚生労働省の第22回医療経済実態調査令和元年実施によりますと、平均給料（賞与含む）は次の通りです。

医療法人の院長歯科医師１４２９万７６６９円

医療法人に勤務する歯科医師５６４万２３０６円
個人の歯科医師６３２万３９０１円（診療所を経営しているが医療法人化していない）
歯科医師全体の平均５９０万０８６４円

一般的な歯科医の給料は、何歳のタイミングでいくらくらいでしょうか。誰もがキャリアパスの中でも最も気になることです。

厚生労働省の「令和4年（2022年）賃金構造基本統計調査」によると、歯科医の初任給平均額は、34万3、900円です。平均年収額は、810万4、100円（2022年10人以上の事業所）となっています。歯科医院では、規模、年齢や、歩合制などによりバラつきがあるようです。年齢別では、25～29歳464万3、300円、30～34歳666万6、700円、35～39歳996万3、600円、40～44歳1、031万8、300円、45～49歳1、254万6、400円、50～54歳1、085万3000円、55～59歳1、209万7、900円、60～64歳1、047万4、800円、70歳～585万1、600円となっています。

この数字は、売上ではなく年収です。この年収を得るには、どれだけの売上や仕事量が必要となるでしょうか。

当院では、歯科医の場合、卒業後、月額約50万円くらいです。結構高いと思います。2年目で60~70万円、3年目で80~90万円、5年目で100万円くらいです。

ただ、その分、仕事しないといけません。一般の会社員と比べると高いですが、ここで勘違いしないでください。50万円分の仕事ができない人は、居場所がなくなります。

おそらく、今、どこかで勤務医として働いている人は、その歯科医院の経営の数字は見えないと思います。よくありがちなのが、自分の売り上げた額が、全て医院の利益になっていると思っていることです。歯科医院の利益というのは大体10~20%です。人件費率が20~30%なのですね。つまり、歯科医として自分自身一人、アシスタント、受付と、それを考えたら、給料の5倍くらい売り上げないと採算が合いません。当院の場合は、売り上げの20~25%を給料と考えています。

大手医療法人のチーフや幹部クラスは、月150万円くらいといわれています。自身の専門職のほか、管理する仕事も出てきますので、自分の売り上げプラス医院の売り上げを考えると、1億円売り上げて月150万円くらいでしょう。これだけ聞くと、歯科医は夢がありますが、そこまでいくには限られた人しかできません。

一般の方からすると、医療法人の院長クラスの年収1400万超は、高所得者といえます。しかし、開業に掛かった資金や運営資金、最初に金融機関などから融資を受けた借金がありますので、年間の売上金額は違います。

歯科医の開業データと能力

別のデータによると歯科医院は、年々増加していますが、高齢化による廃業も増えています。厚生労働省が公表している「令和2（2020）年医療施設（静態・動態）調査令和2（2020）年10月1日現在概数」歯科医の開業データでは、開業する年齢は、40歳が39％と、40～50代に開業している歯科医が多い状況です。

ここで重要なことは、開業が目的ではないということです。開業して、どのようなステージを目指すのかを計画することが重要なのです。

この書籍を読んでいる方は、年商1億以上、地域ナンバーワン歯科医院を目指していると思いますので、まずはその計画を考えていきましょう。

実際のところ、開業して診療が始まると、毎日をこなすことで過ぎていってしまいがちです。だれでも開業は初めてですから、勤務医の時には経験しなかった、いろいろなトラブルやストレスが出てきます。その結果、ずっと年収3000万が続くということに陥る可能性があります。年商1億円以上、地域ナンバーワンを目標とするなら、計画の作り方が違うのです。

開業歯科医の中で、年商1億円というと、大体5%と言われています。平均的な歯科医院の売り上げが4000万~5000万円ですので、その倍くらいです。

歯科医の5%が1億円、ではなく、開業した中の5%ですので、さらに厳しいです。そして地域ナンバーワンの歯科医院が、大体1億円くらいからが多くみられます。

歯科医院が1億円の年商を達成するのは、なかなか難しいのです。2代目の歯科医院や、元々、地盤がある方はどうにかすれば年商1億円を達成できます。ゼロスタートで、夢を描いてすることはできません。

開業するには、資金が必要です。以前は、5、000万円で開業できると言われていましたが、今では1億円、都心部ですと2億円かかるケースもあるようです。例えば、1億円借りるとすると、月の返済が60万円を超えることになります。

資金以外に、歯科医として開業するなら、必要な能力が4つあります。

ひとつ目は、治療する能力です。技術力は当然、必要です。この書籍を読んでいる人も、まあ、〝そうだよな〟と思っているでしょう。スピードがあって、患者をたくさん診る能力が必要です。1日に35人は治療できないといけません。勤務医で1日35人は、相当ハードルが高いと思います。それに、保険診療で35人診ても、到底1億円は行きません。矯正・審美・インプラントなどができるようになることが必須です。スピード診療しながら、その中で、自費診療を診るくらいでないと厳しいのです。

2つ目は、経営能力です。これも〝まあ、そうだよな〟と思われるでしょう。

既に歯科医院を経営している歯科医で、年商1億円以下、平均的な4000万前後の場合は、なんとなく経営していることが多いと思われます。

まず、数字の計算ができないといけません。年商1億円以下の医院は、何となくスタッフを雇い、何となく機材を入れ、何となくウェブサイトも開設して広告していて、無駄な費用もあるでしょう。

年商1億円というと、月に800万円くらいの売り上げとなります。そのうち、人件費、材料費、それぞれがいくらでという計算ができないといけません。利益を月に150万円出そうと思ったら、どこにどれだけ投資して、スタッフを何人でという、そういう能力が必要なのです。

開業を考えているのであれば、勤務医の時代から、自分の売り上げている数字を把握しておくなどの意識を持つことです。

そういう私も、歯科医院を経営してから分かったことがあります。売り上げたところで、税金があるということです。

仮に、年商1億円の医院で、頑張って利益を2、000万円残したとしましょう。その中の3割は税金で持っていかれます。そうすると1、400万円しか残らず、そこから、借金の返済があります。1億円借りたとすれば、月に60万円の返済で年間720万円です。年間で1000万円残らないのです。

年商1億円の歯科医院を作るなら、設備や、人員の構成は次のような計画が理想的と考えます。

歯科医院の基本ともいえるユニットは6台あったほうがいいと思います。

一般的には開業される方は、3〜4台が多いですから、最初はそれでいいでしょう。波に乗ってきたら6台に増やすイメージです。初めから、将来的に6台設置できるスペースを計画しておくことが得策です。

このユニット3〜4台の裏付けとして、厚生労働省のデータ（第22回医療経済実態調査令和元年実施）で明らかにされています。医業収益約3、600万円の個人医院の場合、平均ユニット数は3です。医療法人で、医業収益約6、800万の場合、平均ユニット数4です。

次に、年商1億円の歯科医院のスタッフは、人件費率を考えると5〜6名です。勤務の歯科医を入れると厳しくなります。借金の返済が回らなくなるかも知れません。衛生士さん2名、受付・助手さん含めて4名という計画です。患者数は、1日50名が理想的です。具体的には、ユニットが合計で6台のうち、衛生士さんが2台、大体15名くらいで回します。そうすると治療で35名、4名プラス院長で、4ユニットを回すような運用です。その人数を診ないと、1億円にいけないのです。単価は7、000円くらい、自費率20％くらいで計算しています。

厳しい話と思われるでしょうが、借金の少ない場合は、年商1億円はさらに楽で、収入も多くなるでしょう。

また、年商1億円まで到達すると、年数たてば安定してきます。それに、本当にガッツがあって、0から年商1億円を短期間で達成できる人は、2億、3億は行けると思います。そうすると、1億円はただの通過点なのです。

余談ですが、私どものユーチューブチャンネルにコメントいただいた歯科医の人で、一人でされていて年商1億円を超えている人がいらっしゃいました。自費率75％だそうです。

三つ目は、人間的な能力です。

これは結構難しいのですが、非常に大事なのです。人の心をつかむような能力を身につけないといけません。歯科の治療は上手くても、人の心を理解しようとする能力が欠けていると、成功する歯科医院の経営は難しいでしょう。いわゆる〝コミュ力が高い〟などと言われる人がいますよね。そのコミュ力を鍛えるには、例えば、学生時代には、友達と遊ぶ、研修のあと、インストラクターの先生と飲みに行くなど、軽いコミュニケーションから体験していくことです。勤務先では、先生を食事に誘ってスタッフとお食事会を立てるなど、そのような中でさまざまな人の立場や、考えを知るために、どのように楽しんでもらえるか考えるわけです。いろいろな人の意見をまとめたり、企画を開催したりする大変さを通じて人間力を養うのです。歯科の医療サービスは、高級なサービス業であると考えるのです。

歯科医院の経営は、患者、スタッフ、関係者などとのより良い関係性によって収益も増加することにつながると思います。

最後の四つ目は、ある程度の「適当さ」です。

歯科医、ドクターというと、治療に真剣に向き合っていて、学会で発表して、などのイメージがあるかと思います。もちろんそうなのですが、そこで医療に適当さというのは、びっくりされるかもしれません。しかし、すべてのことを100%ですると、回らないのです。

たとえば診療も、歯科医が100%の力を出すと、患者さんは、そんな高度なことは望んでいないなど、疲弊してしまうと思います。

さらに診療以外の医院運営では、スタッフの労務管理や役所に書類を提出するなど、毎日、無限に業務があります。いろいろな業務を抱えて100%やりすぎると追い詰められてしまいます。

私の知る限り、歯科医は真面目な人が多く思います。全てを自分でやっていて、ノイローゼになる人も結構いらっしゃいます。適当に場をはなれるとか、引いてみることが大事です。上手く回避して、手を抜けるようになることも経営者としての重要な要素です。勤務医時代では、そこまで追われることはないと思います。開業してみて、そのようなことに直面した時、そういう思考回路に変わるでしょう。

歯科医は、経営ノウハウを得るために、学生時代や、勤務医時代には活動していない場合が多いと思います。ここまでに述べた4点をバランスよく学ぶことが重要です。

ご自身がいつ開業するかなどのキャリアパスを考えて選択してください。

開業に向けた法的手続きと免許申請

ここからは開業に向けた具体的な内容を説明します。歯科医院の開業までに、どのような準備が必要になるか、一般的なスケジュールとして目安にしてください。全体的には次の手順です。

- 開業計画
- 医院の規模・スタッフ構成・概算予算を把握
- 自己資金・資産の確認、金融機関に資金計画の相談
- 物件の検討
- マーケティング計画
- 歯科医師会へ相談※
- 機材の確認
- 事業計画書の作成

- 設計・施工・管理の選定
- 金融機関決定
- 建築・設計業者の選定、見積もり
- 保健所に相談
- ユニット、X線装置など決定
- 建築契約・工事着工
- 事業計画書の見直し修正
- 材料・薬品の確認
- スタッフ採用計画
- 保健所・厚生局への届出書類事前相談
- 建築工事完了
- 機材とりつけ、材料納品
- 保健所へ開設届
- 保健所検査
- 厚生局へ申請

・厚生局検査
・スタッフ決定・トレーニング
・開業広告の打ち合わせ
・歯科医師会入会※
・内覧会開催
・開業
・税務署、労働基準監督署等に届出

このような手順を念頭に、開業計画の構想段階は開業前12〜24ヶ月でしょう。

理念・コンセプトの重要性

どのような歯科医院にするかを構想する段階です。ここで一番重要なことは、理念です。コンセプトともいいます。歯科医院はコンビニエンスストアと比べられるくらいの数があるわけです。歯科医院で歯を治療してくれるのは当たり前です。さらに、腕のいい歯科医がいるのは当たり前なのです。では、あなたが目指す歯科医院は何が特徴なのでしょうか？　どのようなことを患者さまや従業員に約束するのでしょうか？

実は、ほとんどの歯科医が開業時に、この根幹となる理念・哲学的なことを考えていないと思います。

一般的な企業では、企業理念とそれに基づいた行動指針などを掲げています。そしてそれを毎日、唱和したり、常に携帯している企業もあります。

近年では、企業経営において「パーパス（Purpose）」と呼ばれ、企業の社会的な存在価値や社会的意義を意味するようになっています。

また、「クレド（Credo）」という企業の従業員が心がける信条や行動指針を策定して明示しています。

一般企業の例として、アメリカの医薬品企業　ジョンソン・エンド・ジョンソンは、我が信条（Our Cred）で第1条から第3条まで明示しています。

メルセデス・ベンツは、ダイムラー・ベンツの哲学をブランドロゴの「スリー・ポインテッド・スター」に示し、創業者により「Das Beste oder nichts（最善か無か）」が企業理念となっています。

トヨタ自動車は、「トヨタウェイ２０２０」と称し、〝１００年に一度と言われる変革期。自らを変えながらこの変革期をリードし、次の１００年も変わらずに幸せを量産するために。トヨタ社員は、動きます。〟と明示しています。時代に合わせて少しずつ変化していますが、トヨタは、自動車産業でありながら、いい車を作ります、と言っているのではなく、「幸せを量産するために。」と宣言しているのです。

また、各大学でも基本理念を宣言しています。

あなたの医院は、どのようなコンセプト・理念で運営していくのかを明確にして示す必要があるのです。最近では、「クレド（Credo）」を採り入れている医院も多くなってきています。患者様にわかるように掲げている医院もあります。構想段階で、そういうことを考える必要があります。

もちろん、具体的な医院の規模を考えながらで構いませんが、そこで注意することがあります。

開業がゴールではないということです。

最初の開業は、自分とスタッフ数名と考えていたとしても、地域ナンバーワン、年商1億円の歯科医院を目指すのなら、そのイメージを持って構想を練るべきです。さらに、さらに規模を大きくしたいのなら、そこまで構想してみましょう。

開業までのスケジュール（個人事業・医療法人）

次に、開業計画段階で開業前の約10ヶ月～17ヶ月です。

具体的に、物件の選定や内装デザイン、設備などの見積もりを取り始める段階です。自治体や、関係機関、金融機関に相談するなどの段階です。

スケジュールに幅があるのは、歯科医院を開業するには、個人の歯科医院と医療法人があります。個人の歯科医院は、税法的に個人事業主であり、医療法人と制度が大きく異なり、それぞれ手続きが異なるためです。

個人の歯科医院を継承する場合もあるかと思いますが、1億円の歯科医院を目指すなら、最初から医療法人の設立をお勧めします。

しかしながら、必ず年商1億円の医院になるという保証はありません。慎重にいきたいという方は、まず初めは個人事業から始めて、将来的に医療法人の設立がいいかもしれません。私の知っているところでは、個人の医院から始めて、年間の売上規模が、8,000万円を超えてくるくらいで、法人化を検討される方が多いと思います。

なぜ医療法人の設立をお勧めするかというと、制度面でメリットが大きいためです。代表的なメリットをいくつか上げますと、まずは所得税です。個人事業主の場合、所得に比例して税率が上がります。一方、医療法人は、法人税となるため、利益額にかかわらず一定の税額です。

個人事業主の場合、院長の給与は事業所得となるため、控除がありません。医療法人は、医療法人からの給与となるため、給与所得控除が使えます。

社会保険は、個人事業主の場合、全額負担となりますが、医療法人は、健康保険・厚生年金の半分を法人に負担させ損金に算入できます。

福利厚生では、医療法人は、スポーツジムなどの法人会員費用を損金に算入できますが、個人事業主は全額自己負担となります。

しかし、医療法人のデメリットと考えられることもあります。

個人開業では、従業員が5名未満であれば、必ずしも社会保険（健康保険・厚生年金）に加入する必要がありません。

医療法人は、加入義務があるため、労務コストは増えます。また、医療法人は、各都道府県に、決算確定後、「議場報告書」「登記事項届」を毎年、提出する必要があります。他にも事務作業の手間が増えます。

このように医療法人の設立は多くのメリットがありますが、経営や運営によってはそのメリットを十分に得られない場合も考えられます。

地域ナンバーワン年商1億円の歯科医院を目指して開業して、その後も、さらに拡大していきたい。または、そこまで規模を大きくしようとは思わないので年商1億円の歯科医院を継続して経営いきたい、など。ご自身の状況や計画に合わせて判断してください。

ここからは、手続的な説明ですので、少し堅苦しいかと思いますが、頑張って確認してください。細かい情報を知り、効率よく開業・運営へと進みましょう。

医療法人を設立して開業する場合は、次の手続きの流れとなります。

医療法人は、歯科医師一人でも設立できます。個人経営にするか悩む方もいらっしゃると思いますが、歯科医師を含めて社員3人以上が望ましいとされています。また、開業資金のほかに、運転資金として2ヶ月分以上があることが望ましいでしょう。保険診療の保険料収入の入金が早くても2ヶ月後であるためです。

まずは、開業の数ヶ月月前に、自治体へ事前に相談しましょう。医療法44条1項により、都道府県知事の認可を受けないと設立できません。その認可は、いつでも申請できるものではなく、自治体によって申請受付の日程が異なります。例えば、東京都の場合、年2回なのです。設立説明会が開催される自治体もありますので、その利用を検討されてもいいでしょう。

事前相談で、医療法人設立のスケジュールがわかったら、申請に必要な書類を作成します。厚生労働省や開業予定の都道府県がモデルとなる定款を公表している場合があります。

その後、申請書類を作成したら、設立総会を開催します。定款、拠出金、役員の承認などを行います。

また、本申請の前に、仮受付（仮申請）が必要です。仮受付の期間も決まっていますので、確認してスケジュール管理に注意してください。年に数回しかない場合が多いため、ここを間違えると、大幅に予定が延びてしまいます。

それで、はれて必要書類が揃ったら、自治体に医療法人設立の申請を行います。

申請後、医療審議会などで審査され、必要書類に問題がなければ認可され、設立認可書が交付されます。

次に、登記のため、設立登記申請書類を作成して、必要書類と共に、設立登記申請を行います。医療法第46条1項により、この登記で医療法人が成立します。

そして、医療機関の届出、税務関係、社会保険などの各種届出を行います。

「開業資金の調達と財務管理の基本」の項目で説明しますが、補足として、一定規模の医療法人には、会計基準の提要と外部監査が義務つけられており、メディカルサービス法人（MS法人）との取引状況の報告義務もあります。歯科技工など、外部へ発注する場合も出てきますので、情報として知っておく必要があります。

続いて、個人の歯科医院を開業するには、基本的に次の手続きが必要です。

医療法人と違って、個人の歯科医院は、法人ではないので施設が完成すれば、開設することができます。認可の申請が必要ないのです。

もっとも、開設する自治体に、前もって相談することをお勧めします。手続きに手間がかかることもあるため、トラブルを回避するためにも、事前に地域性なども含めた情報を知っておくことが大事です。

歯科医院が完成して開設後10日以内に、所轄の保健所へ診療所の開設届を提出する必要があります。医療法8条により定められています。

書類の内容に不備がある場合、構造や施設の設備が基準にあっていないと、届出が受理されなければ、修正と出し直しが必要になります。それらを考慮して、事前に自体に相談をしておくと良いでしょう。開設届の項目は、所轄の保健所のホームページなどで確認できます。

そして、開設届を提出すると、保健所の監視員が、実際に歯科医院まで確認に来院します。

ここで注意が必要なことは、すぐに保険診療ができないということです。

歯科医院が保険診療を行うには、診療所の開設届を提出してから、保険医療機関の指定を受ける必要があります。それには管轄の厚生局に、保険医療機関指定申請書を提出する必要があります。保険医療機関指定申請書を提出してから、指定が受けられるに1ヶ月程度かかります。指定を受けるまでは、すべて自由診療となっていきます。そのため、実際は開設届を提出していても、一般の方、患者向けの告知は、保険医療機関指定がされてからの日程が良いかと思います。

また、合わせて、個人事業の開業届出書など、税務上の書類を提出しなければなりません。

開業資金の調達と財務管理の基本

歯科医院の開業資金は、最低でも5、000万円程度が必要と言われています。医院の立地や規模など、条件によって異なります。

主な方法は、

・自己資金
・親族からの援助金
・金融機関からの借入
・税制優遇制度や助成金の利用

などがあります。

自己資金ゼロからでも可能ですが、一般的には1、000万円程度といわれています。勤務医として働き、資金が貯まったら開業と考えている方もいるでしょう。先のデータでは、開業の年齢は40歳が39％と最多ですが、20代、30代でも開業される方がいます。私の周りでは肌感覚的に、30代で開業される方が多いと思います。時期を逃さないよう計画されるのが良いでしょう。

金融機関からの融資は、日本政策金融金庫などに申請する場合が一般的ですが、これまで付き合いのある地元の金融機関など、条件を比べて検討してください。

また、国や自治体の補助金や助成金に申請してみるのもいいでしょう。例えば、厚生労働省が管轄する独立行政法人福祉医療機構の医療貸付事業というのがあります。小回りのきく福祉・医療支援の専門機関として、地域における民間の医療施設の基盤整備を支援する融資制度です。ほかにも、医療施設等施設設備費補助金、医療関係者研修費等補助金や、ＩＴ導入補助金などがあります。自治体によっては、新規事業や、若手の開業などに、優遇制度がある場合もあります。

このような助成金や税制優遇制度は、申請から採択まで数ヶ月かかるほか、採択されない場合もあります。さらに、これらの情報は、常にアップデートされますので、最新の情報をチェクしておく必要があります。利用できそうな補助金や助成金は情報として把握し、ダメ元だったとしても、利用する計画と、そうでない場合の計画を立てておくといいでしょう。

続いて、歯科開業に必要な主な費用は、

- 医療機器・材料費：約2、000～3、000万円
- 施設の賃貸契約・内装・外装などの工事費：約2、000～3、000万円
- IT設備費：200～500万円
- 広告・求人費：約150～400万円
- 当面の運転資金：約1、200万円

などになります。あくまで一例であり、地域や状況により変化します。坪単価、建築資材、人件費が高くなってきていますので、そのような変化も想定してください。

歯科医院の収益実態

まずは、歯科医院経営の実態を見てみましょう。

厚生労働省の医療経済実態調査（医療機関等調査令和3年実施）報告によりますと、個人

の歯科診療所の医業収益は4、574万円で、そのうち保険診療3、768万円、その他の診療613万円、その他の医業187万円となっています。

年商1億円を超えている歯科医院は医療法人で、医業収益10、433万円のうち、保険診療7、618万円、その他の診療2、436万円、その他の医業356万円です。

歯科経営で、ポイントとなってくることは、ユニット数なのです。先の厚生労働省の医療経済実態調査（医療機関等調査令和3年実施）報告で、医業収益は4、575万円の歯科医院は、ユニット数3です。

一方、医業収益10、433万円の歯科医院は、ユニット数5と、報告されています。

つまり、年商1億円の歯科医院を目指すなら、ユニット数5は必要となってくるのです。しかし、資金的に最初から5つは難しいと考える場合、数年後など将来的に5にできる設計にしておくことが得策です。施工やデザインについては次の「オフィスの場所選びとデザインの考慮事項」で、説明します。

ここで、財務管理的な視点で見てみましょう。

歯科開業に必要な主な費用のうち、特に医療機器関係は、購入するか、リースにするかという選択があります。それぞれ、メリット・デメリットがあります。

購入する場合、減価償却資産として計上できます。高価な機器は、数年間かけて使用するため、1年の経費ではなく、数年間かけて経費として計上してください、という税制上の制度です。例えば、ユニットを350万円で購入する場合、法定耐用年数が7年と定められているため、7分割して経費として計上します。そうすると1年の経費は50万円です。

リースの場合、リース会社が購入した機材を長期間レンタル、つまり賃貸借契約をする取引になります。

リースとよく似ている「ローン」もあります。ローンは、金融機関などから融資を受けて、機材を購入することです。

この違いは、機材の所有権です。リースでは機材の所有権がリース会社にあり、ローンの所有権は購入者、つまり歯科医院の経営者になります。

一般的にはローンの方が、有利になることが多いです。ローンは、支払い期間が終了したら、その機器を使用し続けることができます。一方、リースは、終了後に、再リース料を支払うか、買取することになります。

そして、機材を購入する際には、税制優遇や助成金、補助金を活用することです。先にも述べましたが、近年、税制改正の傾向として、経済活性化のために、新たな機材や人材導入に対して、助成金や補助金の制度が増えています。このような制度をフル活用しましょう。

また、財務上、決して逃れられない「税金」に関して理解しておかなければなりません。勤務医の時には、給与から自動的に税金が天引きされる源泉徴収というかたちの税金を計算することはほとんどありませんよね。開業して経営していくとなると、さまざまな税金を納める必要があります。

極端なことですが、資金繰りが立ち行かなくなり、万が一、自己破産したとしても、未納の税金は必ず収めなければならないのです。

1年間にどのような税金と納付のタイミングがあるか知って資金を準備しておく必要があります。

納税のスケジュールは、主に次のとおりです。

1月　源泉所得税、住民税
2月　固定資産税、償却資産税
3月　所得税、消費税
4月　固定資産税、償却資産税
5月　自動車税
6月　住民税
7月　源泉所得税、所得税予定納税、固定資産税、償却資産税
8月　住民税、個人事業税、消費税、予定納税
10月　住民税
11月　所得税予定納税、個人事業税
12月　固定資産税、償却資産税

税理士さんに委託される方が多いと思いますが、基本を知っておくことで、資金や納税の不安を解消しておきましょう。

MS法人（メディカルサービス法人）について

年商1億円以上医院は、経営・運営上、財務管理で、診療と管理を分離することがあります。それには法人（メディカルサービス法人）を設立していることがあります。MS法人とは、医療に関する営利事業を行う法人の総称です。株式会社や、合同会社、有限責任事業組合などがあります。

なぜ、MS法人を設立するのか？

歯科医院など医療機関の運営には、診療以外に、診療に使用する医薬品・器具などの購入、在庫管理、機器設備の設置、従業員の雇用関係、保険請求、金融機関との折衝など、複雑で多様な業務があります。

日々の診療に専念するためにも、それ以外の管理業務を分離して、別の組織体で行うことでより良い医療の提供が期待できます。

MS法人の利用事例では、

- 医療機関にMS法人が購入した医療機器をリースする
- MS法人が土地を所有し、医療機関に賃貸する
- 医療機関で必要となる消耗品をMS法人が購入し、販売する
- 医療関係の事務や従業員をMS法人で雇用し、医療機関に派遣する

などがあります。

MS法人を利用する際には、注意点もあります。

歯科医院の開設者、管理者がMS法人の役員を兼務することは原則できません。また、医薬品によっては、申請・許可が必要な場合があります。税務上では、契約上、近隣相場と比較して適正な金額となるようにする必要があります。

当院では、株式会社を利用しています。歯科医院に技工室を併設していることから、技工士はMS法人の所属としています。その上で、歯科医院から、技工士に外注しているという形です。

ＭＳ法人には、メリットもありますが、注意点もありますので、どのような運営をされるのか、１億円の歯科医院に到達したら、次のステップとして検討されるのもいいでしょう。

ここで、助言があります。既に開業していて、年商１億円を目指したいと考えている歯科医なら、顧問の税理士にお世話になっているかと思います。しかし、税理士は、税の専門家であり、経営の専門家ではないのです。例えるなら、税理士に経営の相談をするのは、皮膚科医に歯の治療の相談をするくらい外れています。当院では、歯科専門の税理士と、経営専門の税理士の２カ所に依頼しています。

年商１億以下の歯科医院は、そのような専門家や外部のコンサルタントに依頼する予算がないため、なんとなく経営を行っているとみられる場合が多くみられます。

オフィスの場所選びとデザインの考慮事項

開業の準備６ヶ月前くらいには、開業地や施設のデザインなど、具体的な段階となり、実感できるようになってきます。

この章では、理念・コンセプトを考えておく必要があると述べましたが、この段階でも重要なことであり、今後も医院を経営する柱となります。次の章のマーケティングとも関連してきます。

場所選びの重要性

まず、開業する場所の市場調査は必須であり重要です。

例えば、人口1万人、1キロ圏内にマクドナルドが3店舗もあれば、同じマクドナルドの出店はしないでしょう。しかしその地域が、年収1000万円以上の30代40代世帯が多いなら、こだわりの高級肉を使った手作りのハンバーガーショップでしたら勝負できるかもしれません。同じ商品を販売するお店は、供給過多でしょうが、商品内容が違えば、可処分所得が多い地域の人には、こだわりのハンバーガーが受け入れられるかもしれません。このような差別化が重要となってきます。


余談になりますが、歯科医院ホームページで、よく見受けることで間違っていると思うことがあります。例えば、〝当医院は最新の機器を導入しています〟などです。最新の機器は〝物〟であって、どこの医院も導入することができるのです。重要なことは、その機器を使用して、患者にどのような質の高い生活を提供できるか、ということなのです。誰もが勘違いしやすいので注意してください。

当院の経験からもいえることは、最初のリサーチが重要ということです。最初に開業する事業規模、つまり、資金規模に合わせて開業エリアの市場調査を徹底的にする、ということです。

そこに、オフィスが多い場合は、会社員の利用が想定されますよね。そうすると、時間のない人が多い可能性があるので、簡単に予約などを提供できるシステムが充実していた方がいいなどがあります。

新興住宅地や新しいマンションが多い場合は、若い家族が多いと考えられるため、お子さまと母親に対するサービスを充実するのがいいと想定できます。

昔からの住宅地で高齢者が多いエリアなら、訪問治療サービスも考えた方がいいかもしれません。このように特徴があるはずです。

そして、開業するエリア以外でも、自分が気になる、成功している歯科医院を見学に行ってみましょう。希望のエリアにはどのような歯科医院があるのか？　他の医院も見学して状況をしっかり把握し、戦略を立てましょう。

歯科医院の開業では、半径200～2,000メートルの円内を診察圏と考えられます。その中に歯科医院が多ければ多いほど、患者様は分散されます。その地区の人口も考慮する必要があります。

東京都の場合、2020年時点で、人口が13,740,732人、歯科医院は1,290ですので、単純に計算すると、1歯科医院あたり1,290人となります。

1歯科医院あたりの人口が最も多いのは福井県で2,648です。東京の全体人口は多いですが、歯科医院数も多いため1歯科医院あたりは最下位で、激戦区と言えます。しかしながら、全員が歯科医院に受診するとは限りません。また、人口あたりの歯科医院数が多い地域でも口腔ケアの意識が高く、一人当たりが通う回数は多いかもしれません。あくまで参考ということになります。

他の医院の状況を把握するポイントとしては

- 診療圏を調査して競合医院をマップでプロットする
- 駅から一番便利な歯科医院はどこか
- 一番駐車場が大きな歯科医院はどこか
- 一階で開業している医院、ビルの何階で開業しているか
- 看板が目立つ歯科医院はどこか
- 各歯科医院のユニット数はいくつか

このような既存の歯科医院の条件と比べて、開業予定の歯科医院が有利か、工夫して有利になり得るかなど考えます。

そして気に入った物件を実際に検証にいきましょう。なるべく色々なシチュエーションで体験しましょう。月曜から日曜まで、朝、昼、夜、晴れの日、雨の日、それぞれに足を運んで、周囲500メートルを歩いてみるのです。そうすると、なぜか水曜日に人が多い、ここにスポーツクラブがあるのか、などの気づきを得られると思います。

デザインの進行管理にはパートナーを責任者に

物件が決まったら、次に、施設のデザインです。これも、この後のマーケティングの章にも関連してきます。

開業までの設計と施工スケジュールは一般的に、戸建ては約12ヶ月〜、テナントで6ヶ月〜とスケジュールが異なります。戸建ての場合は、建物の規模や工法などによって違いもあり、土地や建物に関する許可や申請の手続きも必要となるため、無理のない計画をして進めていくことをお勧めします。

そこで、設計・施工の依頼先をどのように探して選ぶかについてか説明します。勤務医で、初めての開業となると、これまでデザインを決めるなどの経験はないかと思います。最も多いケースは、ディーラーやメーカーに相談することでしょう。なぜ、ディラーやメーカーがいいのかといいますと、年間を通して何軒もの開業に携わっている経験があるからです。開業する歯科医の特徴や構想などを理解されるでしょう。

また、ご自身がいいと思った歯科医院に、体験談を聞くなどして、その医院を設計された方を紹介してもらうのもいいでしょう。

他にも、インターネット検索もありますよね。設計の依頼先を決めるにも、さまざまな情報や複数人に相談して、絞っていくことが理想的です。

しかし、開業まで、勤務医を勤めながらの人もいらっしゃるでしょう。全て自分一人で対応していくことは難しい場合もあります。そのような場合に、有効だと考えられる策として、ディーラーやメーカーの担当者、開業支援のコンサルタントなどをパートナーにするというケースがあります。ディーラーやメーカーの担当者も人ですから、個性があります。経験豊富で、信頼できるパートナーを見つけるには、次のような人がいいでしょう。

- ご自身の想いを聞いて、理念やコンセプト作りから考えてくれる
- 悪い意見も言ってくれる
- 専門外のことは、信頼できる人を紹介してくれる

一方、このような人には気をつけましょう。

- 担当の機器やサービスなどを売る前提のアドバイス
- 都合の悪い情報は隠す、答えない
- 時間や労力のかかりそうなことは対応してくれない

もちろん、パートナーはいらない、というタイプの方もいらっしゃいます。パートナーには、開業支援費などがかかる場合もありますので、しっかり見極めてください。

ここから、具体的な歯科医院の施設デザインについてです。今後、毎日、歯科医療サービスを提供する、いわば1日のうちでも一番長く滞在する場所です。患者、スタッフ、自分が快適な空間を創造していきましょう。

そのデザインでは、次の2つのポイントを決定して進めていくことが得策です。

- 歯科医院名
- 施設の設計デザイン・レイアウト

そのためには、理念・コンセプトが重要です。

歯科医院の開業では、施設面積が30坪、ユニット5台という規模の方は最も多いと思います。そのデザイン、やり方は、さまざまで、その数だけあるのです。そこで、あなたの歯科医院は、患者の生活の質の向上へ、どのような理念やコンセプトで寄与するのかを、明示にすることが大事なのです。

〝最新の機器を導入しています〟では、開業する歯科医院はどこもそうなので差別化にはならないのです。設計会社からも、理念やコンセプトを尋ねられます。

では、歯科医院のネーミングから考えてみましょう。

次の章のマーケティングや、ブランディングにも関わってきます。集患や、イメージに影響や効果を与えます。

例えば、「ひまわり歯科クリニック」「〇駅前デンタルオフィス」という名称を見ていかがでしょうか。

「ひまわり歯科クリニック」はお子さまやファミリー向け、「〇駅前デンタルオフィス」は、オフィス街のビジネスパーソン向け、というような印象を与えます。ターゲット層に合わせたネーミングで、ブランディングができていくでしょう。

さらに、インターネットの検索エンジン最適化ＳＥＯ（Search Engine Optimization）も考えに入れておきましょう。患者が、インターネットを通じて検索をする際を考えて、キーワードを選ぶことも重要です。

しかし、法律上の注意点もありますので慎重に考えなければなりません。

医療法では

・紛らわしい名称をつけてはならない

と定められています。

医療広告ガイドラインでは、

・虚偽にわたるもの

・他の医療機関と比べて優良であることを示すもの

・事実を不当に誇張して表現したり、人を誤認させるもの

は禁止されています。

例えば、開業予定の近隣に「スマイル歯科」という医院があるのに、「スマイル　デンタル　クリニック」という名称で新しく歯科医院を開業することは、紛らわしいのでだめで

しょう。

さらに、法律だけでなく、自治体で独自の基準を設けていることもあります。開設予定の自治体で確認しておきましょう。

歯科医院名は一度決めると、変更するには、多額の費用や事務的な労力がかかるほか、スタッフや患者様の混乱にも繋がってしまいます。よく検討してネーミングを決めてください。

医院名が決まると、ロゴマークと施設デザインを検討していくことになります。ロゴマークについては次の第二章で詳しく説明します。施設のイメージデザインとあわせてブランディングの重要な要素となります。

施設も、理念・コンセプトに沿った複数のイメージデザイン案を提案するように依頼し、あなたのイメージを伝えながら軌道修正して決めていきましょう。ネーミングやロゴマークも、外部へ発注する場合があると思います。この進行管理も施設デザインと共にパートナーにお任せすることも得策です。

特に、施設の設計デザインのポイントは3つが重要と考えます。一つは機能・用途によってレイアウトするゾーニング、二つ目はユニットのレイアウト、三つ目は動線です。

ゾーニングには、さまざまな考え方がありますが、私が考えるには、3つのゾーンがあります。

待合ゾーン、診察ゾーン、スタッフゾーンです。それぞれのゾーンに、受付、待合室、キッズコーナー、トイレ、カウンセリングルーム、カルテ収納、診察室、レントゲン室、消毒室、技工室、スタッフルーム、院長室、従業員用トイレ、機械室などで構成します。

次に、ユニットのレイアウトです。歯科医院診療の主役ともいえるユニットは、個室にするかどうかで最も悩む部分と思います。開業予定の近隣の歯科医院で、個室がない場合は、個室にすることも特徴の一つと言えるでしょう。これは、機器＝物という考え方ではなく、患者様のプライバシーのためのサービスと位置付けられます。歯科医院のコンセプトに合わせた重要な設計の要素です。将来的に、ユニット数を増設する計画であるなら、最初の段階から、考えて、基礎の配管などの工事をして、あらかじめ準備しておいた方がいいでしょう。増設時に設置することも可能ですが、水道、下水道に関わるため、現在の位置を全て変更しなくてはならないなどと、工事費用も時間も多くかかります。

また、同様に、設備的なレイアウトでは、コンセント、通信・ネットワークの構成もよく考えておくことが重要です。開業後、コンセント位置に不満を持っている方が多くいます。

最後に、動線については、日々の診療に直結する要素ですので重要です。患者様の動線と、歯科医師・スタッフの動線、そして動く機器の動線をしっかり考えましょう。それぞれの動線が交わるとき、分かれるときをシミュレーションして計画しましょう。特に、診察ゾーン以外で、患者様とスタッフが頻繁に交差するようなことがないようにしましょう。

このようなことに配慮して進めていきましょう。今後、長きにわたり診療し経営する施設です。パートナーや専門業者と相談してよく協議し合いましょう。

第2章 マーケティングと広告戦略

歯科クリニックのブランディングと差別化戦略

歯科医院のブランディングにおいて、ロゴマークのデザインは重要です。ロゴマークには、理念やコンセプト、特徴を表現し、差別化ができます。第一章の項目で、医院名を考えるのも重要だと述べました。その医院名が決まったら、すぐに取り掛かってください。施設デザインのイメージにも関連していきます。

ブランディングに欠かせないロゴマークの重要性

ロゴマークというと、どのようなものを思い浮かべますか。ルイ・ヴィトン、メルセデス・ベンツ、ユニクロ、マクドナルド、など、どのようなロゴマークで、どのようなサービスか思い浮ぶと思います。

理念の例でも紹介しましたアメリカのジョンソン・エンド・ジョンソン社は、１３７年ぶりに社名ロゴを刷新しました。日用品部門を切り離し、医療専業をアピールして再出発するのです。このように、老舗企業においても、ロゴマークはブランディングにおいて重要なのです。

近年は、医院の名称に加え、ロゴマークを採用している場合が多くなっています。歯をイメージするカタチに、医院の特徴を表したデザインを見ることが多くあります。インターネットの画像で検索すると、さまざまなデザインを確認できます。

ロゴマークは、医院の看板、ホームページ、診察券、封筒、名刺、ユニフォームなど、さまざまなツールに用いられます。

まず、患者の立場から考えると、内科、皮膚科など、さまざまな診察券を利用しているでしょう。そのロゴを見れば○△歯科医院と、認識できるようにするためにも、ロゴマークのデザインは大事なのです。そのデザインに、理念やアピールポイントを表現することで、特徴や価値を生み出し、あなたの歯科医院のブランディングに繋がります。

ルイ・ヴィトンやメルセデス・ベンツ、ユニクロ、マクドナルドのように、ロゴマーク見たら、どのような歯科医院かイメージされるようになればブランディングの一つが成功していることになります。

また、理念やコンセプトを表すロゴマークは、スタッフとの共通した認識にもなるでしょう。ロゴの入ったユニフォームを着ることで、みんなで頑張っていこう、などモチベーションアップにも繋がります。この歯科医院に従事していることをスタッフの誇りとなるように、校章のようにバッチ、キーホルダーを作成するなどもできます。

では、ロゴマークの制作は、どのように依頼すればいいのでしょうか。

ご自身で調べて依頼することは可能ですが、設計デザインなどにも関連し、全体のスケジュールに影響してきます。そのため、納期のほか、トラブルが起こった際の責任などを考えると、ディラーやメーカー担当者など、先に述べましたパートナーに紹介していただくことが効率的でもあり安心できる良い方法の一つです。

歯科医院の開業にあたって、ブランディングに重要なことは、全体を監督することです。設計は設計士、ロゴデザインは、ロゴのデザイナー、ホームページは制作会社など、もちろん細部では、そのような制作になるでしょうが、それをトータルでコントロールすることが重要です。そのような人を、パートナーに依頼するのか、誰が責任者となるかを決めるといいでしょう。それがなされていなくて、別々に進んでしまうと、さまざまな問題が生じてくる可能性があります。たとえば、設計デザインは全体的にグリーン系なのに、ロゴデザインやホームページは、ピンク系のデザインで、どうしようと、困ることになります。設計のイメージと、ロゴデザインが、なんか、ぎこちないなどの問題が出てくる可能性があります。そう思っても、どのように指示したらいいかわからないなどに陥ってしまいます。そうすると、余分な時間や費用がかかり、お互いの信頼関係がなくなっていったりする可能性がありますす。さらにスケジュールにも影響してしまいます。

そこにトータルでコントロールする責任者がいると、その責任者がそれぞれの制作者に対応し、あなたは、その責任者と打ち合わせて効率的で安心でしょう。もちろん、全てひとりで頑張ってやり遂げたい、という方もいらっしゃるでしょうし、やり遂げた人もいます。全体をコントロールする責任者を置くにしても、自分でやり遂げるにしても、ブランドイメージの統一、スケジュール管理、提案数、修正回数、著作権、費用などを必ず最初に決めて取り掛かることが必須です。

歯科医院のマーケティングと広告

歯科医院のマーケティングというと、「新患を集めればいい」という発想になりがちです。第1章で言及しているとおり、歯科医院のマーケティングには、医院の理念・コンセプトが定まっていることが重要です。

なぜ、なん度も、理念・コンセプトをしっかり持つようにというかというと、理由の一つとして、集患の際、良い口コミを得るために必要なのです。医院の理念・コンセプトが定まっていることで、想定しているターゲット層が来院し、ブランディングにもつながります。最初から当院は、このような理念に基づいた治療サービスを提供します、と明示しておくことで、それを求める患者様が集まり、ひいては、そのとおりの医院だったと良い口コミをしてくれることになるのです。さらにその口コミを見た方が、自分もこの医院の治療サービスが合っていると考えれば、選ばれることになります。

「私の技術は、同業者も認めるほど高い！」。そうだったとしても、技術だけでは患者は集まりません。良い治療技術を提供することは当たり前なのです。

たとえば、近所にあるからという理由で子どもが急に歯が痛くなって行ってみたら、実際は矯正やインプラントなどが得意な歯科医院だったため、子どもにはやさしくなかったと口コミがされる恐れがあります。このように矯正やインプラントで高い技術力があったとしても、理念・コンセプトを明示していないことでミスマッチが起こってしまいます。開業地を検討する段階で、どのような地域かマーケティング調査をしていると思いますが、それだけでは足りません。自身の歯科医院の理念・コンセプトを明確にわかるようにすることもマーケティングやブランディング上では最も重要です。そのうえで、広告なども利用してどのような告知していくかを計画することが効果的です。

一般的な企業では、販売促進のために広告投資をします。しかしながら、医療系では、ほとんどの院長が消極的な場合が多くみられます。

なぜ、広告投資に消極的なのか、次のように想定します。

- 歯科医師会や同業への配慮
- 医療サービスが広告をするのは悪?という マイナスイメージ
- 目立つのはカッコ悪いと思い込んでいる
- 広告を出したことがない

このような理由のほか、医療は、広告規制があるため複雑なこともあるでしょう。

マーケティングやブランディングについては、大学でも学習する機会がないかと思います。それなのに、医療は広告規制があるため不安になる要素です。医療情報の学習や、日々、患者様と接することが優先されるため、広告などについては疎かになりがちなのも理解できます。

医療広告の規制について重要を、この機会に、自分の医院のために考えてください。

医療広告の規制と対策

医療機関の広告には、「医療広告ガイドライン」という規制が定められています。ここでは、ホームページの記載で禁止されている一部の事例と、もし違反したらどうなるのかを説明します。

厚生労働省のサイト「医療法における病院等の広告規制について」に記載されています。

2023年2月作成の解説書によると、広告が禁止されている事例では、

・「即日インプラント治療、1日で全ての治療が終了します」は、治療内容や期間を偽った表現として定期的なメンテナンスが必要にもかかわらず、全ての治療が1日で終了すると記載しています。

・「当院のインプラント手術の成功例は97・5%です」は、データの根拠を明確にしない調査結果として、と指摘しています。これはたしかに、極端な例かと思いますよね。

・症例禁止事項「ビフォアーアフター写真」

治療等の効果又は内容について患者等に誤認を与える恐れがある表現は禁止されています。

一方、詳細な説明を付した場合についてはこれに当たらない、とされています。事例では、

ビフォアーアフター写真のみ、通常、必要とされる治療内容、費用などに関する事項の情報が十分でなく、期間、回数、リスク、副作用の情報が付されていない場合は広告ができないとされています。広告が可能な事例では、治療内容、治療期間・回数、費用、リスク・副作用について詳細な情報が記載されている場合は可能とされています。

そのほかに、患者の主観に基づいた体験談や口コミの記載があります。体験談は、院長の体験談でも禁止です。口コミは口コミサイトからの転載も禁止されています。

一方、「限定解除」という要件があります。一定の条件を満たせばホームページに記載できます。

歯科医院については、

- 問い合わせ先の明記（電話番号、メール）
- 自由診療の内容、費用の明記
- 自由診療のリスク、副作用の明記

未承認機器や医薬品の場合、

・未承認医薬品などであることの明示
・入手経路の明示
・国内の承認医薬品等の有無の明示
・諸外国における安全性に関わる情報の明示

を満たした場合、掲載できます。

このような情報は、医療系のホームページ、広告の制作経験のある制作会社は理解して作成します。しかし、制作会社まかせにするのではなく、ご自身でも情報を知り、できあがってきたものを判断できるように備えましょう。万が一、違反するような記載があったとき、その責任を負うのは経営者、つまりあなたになるのです。開業することは、そういう責任も出てきます。最新の情報も得るようにしましょう。

では、もし医療広告ガイドラインに違反したらどうなるでしょうか?

厚生労働省から、注意喚起の書類が届きます。それに速やかに対応すれば大きな問題にはならないでしょう。しかし、その行政指導に応じなかった場合、医療法73条により6ヶ月以下の懲役、又は30万円以下の罰金が課せられます。報告命令や立入検査に違反した場合は医療法74条により、20万円以下の罰金が課せられます。

「医療広告ガイドライン」が改正されてから、ネットパトロール事業が始まり、不適切なホームページの発見を強化しています。ネットパトロール事業とは、インターネット検索、一般人からの通報などをもとに、医療広告ガイドラインに違反しているホームページを発見し、改善指導や、保健所などへ情報提供を行うという事業です。

２０２３年1月12日の「ネットパトロール事業について（令和3年度）」によると、令和3年度（２０２１）における医療広告関係の通報受付は５、５３１サイトのうち、審査対象が７７５サイトでした。２０２２年3月31日時点で、違反種類の広告が可能とされていない事項の広告が確認された２、７６０件数のうち、歯科は３０７件と報告されています。

医療分野の違反で多いとされているのが美容、歯科、がん、その他となっており、歯科分野は注目されているといえます。歯科の治療内容別の違反割合において多いキーワードは、審美32％、インプラント25％、矯正12％となっています。歯科では「誇大広告」の違反率が比較的高く、多くはインプラントセンターを中心とした「センター」であり、歯科は施設の規模で誘引する広告が目立つ、と指摘されています。

医療系の広告には規制がありますが、よく理解して効果的な表現を練っていきましょう。

そして、随時、情報が更新されますので厚生労働省のサイトで確認してください。

現在、勤務している歯科医院のホームページなど、参考に検証するのもいいでしょう。年商1億円の歯科医院を目指すには、近隣の歯科医院や、自身の医院より規模の大きい歯科医院のホームページなどを参考に確認しましょう。

学生向けのマーケティングアプローチとコミュニケーション

学生向けのマーケティングやコミュニケーションは、最も重要な基本として、社会における歯科医のあり方を伝えることです。人の人生において、歯の健康の重要さ、そのための歯科医院との付き合い方を教示していくことが重要です。また、人材の採用にとっても重要です。

近年、Z世代というキーワードを多く見るようになりました。Z世代とは、1990年代半ばから、2000年代序盤までに生まれた世代を指しています。アメリカで「Generation Z」と呼ばれていたことが由来していると言われています。

学生のマーケティングやコミュニケーションにおいてZ世代を理解することが必要不可欠となっています。

デジタルネイティティブなZ世代

生まれた時からインターネット環境が当たり前の世代です。学校でも、デジタルデバイスを使用して学習しています。塾では、オンライン授業を倍速で視聴しているといわれています。

総務省情報政策研究所「令和4年度情報通信メディアの利用時間と情報行動に関する調査」では、20歳代の平日1日テレビ視聴時間が2022年69分、60歳代で244分となっています。

一方、ネット利用は、20歳代の平日1日2022年264分、60歳代で103分となっています。

さらに、Z世代は、ソーシャルネイティブで、SNSが当たり前の世代です。

1980年初めから1990年代後半に生まれたミレニアル世代を「デジタルパイオニア」「ガラケー第一世代」といわれ、Z世代は「スマホネイティブ」「ソーシャルネイティブ」

と呼ばれることもあります。SNSがインフラ化した時代のZ世代は、社会問題にも関心が高く、ジェンダーや働き方、多様性を大切にする傾向にあるといわれています。デジタルネイティブなZ世代は、他の世代と比べて、インターネットでの情報を収集する能力にたけています。SNSも目的に合わせてチャネルを使い分けています。また、本アカウント、サブアカウントなどを持って情報を取捨選択しています。その情報の妥当性を判断する能力を持つ人が多いといえます。

そのようなZ世代向けマーケティングのポイントは次の点を考慮しましょう。

◆信頼性のある情報の提供

第三者機関からの認証や評価、専門家の立場から見た詳細な情報で透明性を担保するべきでしょう。歯科医院のリアルな様子や、スタッフの声、患者様の声などは有効な情報となります。

◆なぜその歯科サービスが必要なのか理由を明示

「ストーリー性」と聞くことがあるかと思います。ここでも歯科医院の理念やコンセプトを伝えることが重要です。また、そのサービスの背景にある意味や、ストーリーに関心を持っています。社会性やサスティナブルな物事にも関心が高いことから、治療以外に、素材の出所や廃棄方法などの説明も効果的である可能性があります。

＊シェアしたくなる仕組み作り

Z世代は、SNSでは、情報収集を行うだけでなく、自ら積極的に発信する特徴があります。つまり、誰もが発信力を持っているのです。ハッシュタグキャンペーンや、投稿コンテストなども有効である可能性があります。

開業したばかりの頃は、学生に向けてのマーケティングを考えている余裕がない、と思う方もいるでしょう。基本的には、あとの項目で説明しますSNSの重要性と同じです。今後、さらに、SNSはさらに進化していくでしょう。その最先端の利用者がZ世代、学生なのです。また、これから人生の長きにわたって歯の健康と向き合っていくのです。まずは、このZ世代の特徴を知り、繋がりを作って状況を検証することも有効です。それもマーケティングです。「学割り情報など、お知らせしますのでSNS登録お願いします」などから始めてはいかがでしょうか。

そして年商1億円の歯科医院を目指して、蓄積したマーケティングデータを検証し、計画的にZ世代や学生へのコミュニケーションをとっていきましょう。

社会的なネットワークの構築と口コミの重要性

SNS（ソーシャルネットワーキング）の重要性

歯科医院のオンラインマーケティングでは、ホームページが中心となります。ホームページで集患するためには、SNSの運営とともに行うことが有効です。

SNSは、ソーシャルネットワーキングサービスというとおり、社会的なコミュニケーションを行う場なのです。

ホームページは、一方的に情報を公開するツールである一方、SNSは双方が発信することができます。今やSNSは、多くの人が日常的に利用するツールとなっています。歯科医院のマーケティング、ブランディングにも欠かせない手段なのです。組織の公式アカウントであっても、個人間でやり取りしているような、親しみやすさが特徴です。そのため、投稿の内容によっては、フレンドリーでカジュアルな表現により、相手が身構えずに受け取れることが特徴です。

総務省の情報通信データによると、日本のソーシャルメディア利用者数の推移および予測では、月1回以上利用する人の数が、2018年7千3百十万人から、2022年1億百万人、2027年には1億1千三百万人と発表され利用者数はまだまだ増加していくと想定されます。

また、令和3年度の主なソーシャルメディア系サービス・アプリなどの利用率は、全年代においてLINEが92・5%、インスタグラムが48・5%、YouTubeが87・9%という結果になっています。

主なSNSの特徴は、次の通りです。

・Facebook

実名登録を原則とする世界を代表するサービスです。友達リクエストで、友達や同じ興味、関心を持つ人と繋がりを作れます。40歳代の利用者が中心です。他のSNSと比べてテキストの情報を多く掲載できるため、様々な情報を発信することで、スタッフの採用などにも繋げられる可能性があります。

・Instagram

画像や動画など、ビジュアルに特化したアプリです。「映え」という言葉が流行し、ファンション、フード、旅行などに相性がよく、女性の利用比率が高い特徴があります。いまや、画像と共に関連するハッシュタグで、情報発信には欠かせないツールです。

・LINE

日本人が一番多く利用し、すべての年代において生活のインフラ化しているメッセージアプリです。基本的に1対1のやり取りで、リアルタイムで利用されることが多いです。予約のほか、リマインド機能で、予約忘れの防止や、定期的な検診の促進にも利用できます。

・X（旧Twitter）

10歳代・20歳代の若年層を中心に利用されている短文のコミュニケーションアプリです。匿名性でリアルタイム性に優れているのが特徴の一つです。例えば、診察時間を、毎日、発信する、アンケート機能を利用してニーズを探ってみるなどもできます。

・YouTube

世界最大の動画共有サービスです。40歳代の利用者が最も多いですが、他の年代もあまり変わりません。近年、ＳＮＳでも動画が注目されています。歯科医院でも院内の様子を撮影してホームページで紹介しているケースも多くなっています。

ＳＮＳは、移り変わりのスピードも早いものです、２０００年代前半には、mixiが流行し、Facebookが出現してきましたが、今の２０２０年代では、インスタグラム、TikTokが人気となっています。すべてが歯科医院に合うとは限りません。あなたの歯科医院にはどのツールが合うのかを検証することが必要です。

現在、医療法人なかお歯科ではYouTubeで歯科医師・衛生士・技工士に豊かな人生をというテーマで「中尾塾」というチャンネルを運営しています。院長のほか、スタッフも出演していますので、歯科医院運営の参考に試聴していただけると嬉しいです。

SNSの運用は、フォロワーや登録者数を増やすことが一つの重要なポイントです。開業最初から、すべてのSNSを運用していくことは、その作業量などを考えると難しい場合もあります。近年は、予約もLINEを利用するケースがあります。まずはそのような実務に関連するSNSから始めると継続しやすいと思います。年商1億円の歯科医院を目指すなら、運用方針やSNSポリシーを定め、作業をシステム化して計画的に実施しましょう。

患者は口コミ(レビュー)サイトを確認する

現在では、オンラインショップをはじめ、多くのサイトで、レビュー機能が導入されています。星マークやいいね、などの点数による評価や、口コミを記載できるようになっています。このような比較サイトは、医療も例外ではありません。いまや、それらの点数や口コミを確認しないことは、ないといっても過言ではないのです。

消費者庁の「ＧＤＰに現れないＩＣＴの社会的厚生への貢献に関する調査研究報告（総務省）」によると、インターネット上のレビューを参考にする人のうち、商品の購入に踏み切ったことがあるという人は、20歳代から50歳代までは約9割だと公表しています。「消費者意識調査（２０１６年度）」でも、「商品やサービスを検討するとき口コミを参考にする」と回答した割合は特に20歳代女性は82・７％と高くなっています。

コンビニエンスストアより多いという実態の歯科医院は、都市部であれば近隣に複数あるでしょう。車で移動する郊外では、歯科医院を選ぶ範囲も広くなるでしょう。ほかのサービスと同様に、歯科医院を選ぶ時にも、利用者は必ず比較サイトなどを参考にして選ぶことが常識となっています。

歯科医院の口コミ（レビュー）は、主に次のサイトがあります。これらのサイトに登録しておくことが必須となっています。

* Google Map

２０２２年時点で、地図アプリ利用率１位。口コミ投稿機能があり、ユーザーが自由に書き込めます。ここに登録することは基本中の基本です。もちろん他の地図アプリにも登録することがベストです。

* EPARK 歯科

歯科医院の代表的な比較サイトです。全国６５、４３５医院が登録しています。エリア検索、ネット予約のほか、キッズスペースや駐車場の有無などの施設情報から絞り込むことも可能です。

* seeker（シーカー）

症状に合った治療が得意な歯科医院をマッチングさせるサイトです。全国約７０、０００件の医院から検索できます。症状とエリアを選ぶと、歯科の一覧が確認できます。実際に診察を受けた人しか口コミを公開できないように、投稿には診療明細の提出が必要です。

* プロレコ歯医者

歯科医や歯科衛生士など、有資格者のみが投稿をできるサイトです。口コミ13，000件以上。宣伝目的の口コミが排除できるほか、投稿者の居住地、年齢が確認できます。

ほかにも、地域独自の情報のサイトへも掲載しておくといいでしょう。

ただし、Google Map 以外は、掲載料がかかります。

Google Map は無料で利用できますが、注意点があります。特に医療機関の口コミは、歯科に限らずネガティブなことを書かれるケースが多い傾向にあります。

口コミには返信できる機能があります。どの口コミにも返信することで対応が丁寧という印象に繋がります。一方、明らかに悪質な書き込みには、Google Map の投稿から、通報できる、ヘルプページから削除を求めるなどができます。Google のポリシーに反していないと判断されると削除されませんが、対策の一つではあります。

口コミは、どんなに素晴らしいサービスを提供していたとしても、一定のネガティブな内容や、誹謗中傷があることを承知の上で、利用・運用していきましょう。近隣の歯科医院の登録状況などを確認して効果的に利用することが得策です。

オンラインマーケティングとソーシャルメディア活用の基礎

ホームページは最も重要

歯科医院のオンラインマーケティングで最も中心的なツールは、ホームページです。ホームページの制作は、「医療広告ガイドライン」に沿う必要があります。近年、厚生労働省が「医療広告ガイドライン」について発信している情報は、ホームページに関しての内容が中心です。それほどホームページが重要ということなのです。先の項目「医療広告の規制と対策」で注意するべき禁止事項の一部を紹介していますので参考にしてください。

ホームページの作成について、技術的にはオリジナルで作成する方法のほか、既存のフォーマットを利用して作成する方法があります。一般的には制作会社へ依頼して作成することとなるため、費用的にも様々です。では、どのように依頼すればいいのでしょうか。

ロゴマークや設計デザインなどと同様に、全体のスケジュールに関係してきます。納期や、トラブルが起こった際の責任などを考え、先に述べましたディラーやメーカー担当者など、パートナーに紹介していただくことが安心でしょう。

もちろん、ご自身で調べて依頼することは可能ですが、全体を監督してトータルでコントロールすることが重要です。予約のほか、頻繁に更新したい部分はスタッフでもできるようにするなど、必ず装備したい機能を伝えて、予算と検討して進めましょう。

医療系のホームページは、似たようなデザインになる傾向があります。「医療広告ガイドライン」に沿う必要があるためなのです。

そこで大切なことは、歯科医院の「理念・コンセプト」です。どのような方針で医療や患者様、さらにスタッフと向き合うのかを明示して差別化することが得策です。

数値を知り、数値で確認

ホームページで集患するには「アクセス数」が重要になってきます。その「アクセス数」

をアップする対策には、主に「手間をかける」「お金をかける」という2つの方法があります。両方を少しずつ実施して検証して改善していきます。

オンラインマーケティングにおける利点は、数値で確認できることです。

しかしながら、なんとなくホームページを開設して、なんとなく運営しているケースをとても多く見受けられます。そうならならないために、制作会社へ、ホームページ、SNS（ソーシャルネットワーキングサービス）について一般的な歯科院の数値の説明を依頼するといいでしょう。他と比較してあなたの歯科医院のような規模のホームページは、平均的にどのくらいのアクセス数はなのか、どのような対策により、どれくらいの数値が見込めるかなどを検証し、目標値を定めて運用することをお勧めします。

それでは、「アクセス数」をアップする対策の中でも、自力で手間をかける、つまり「手間をかける」代表的なソーシャルメディアは次のとおりです。

- 有効なサイトへの登録（Google Map、歯科系ポータルサイト、地域の情報サイトなど）
- ブログ運営

・SNS運営（Facebook・X（旧Twitter）・Instagram、LINE、YouTube）

とはいえ、これらも、外部の制作会社などに委託する場合もあります。

ソーシャルメディアとは、SNSも含むインターネット上の様々なメディアを指します。ソーシャルメディアの主な分類は、後の「ソーシャルメディアによるコミュニケーションの多様化」を参考にしてください。

SEO

「お金をかける」方法では、SEOとWeb広告が重要な施策となります。

SEOとは、Search Engine Optimization の略です。日本語では、検索エンジンの最適化とされ、Google などの検索エンジンで、キーワードを入力して検索された際に、1ページ目や上位に表示されるようにする施策です。

あなたの歯科医院がある地域名などのキーワードとともに、例えば、「銀座　小児　歯科」などで検索された際に、上位に表示されると、そのページを見る可能性が高いということから行う施策です。

実際、ご自分でも、検索した際に、2ページ目、3ページ目まで見ることは少ないと思います。最初のページの上位に表示されることが重要なのです。

SEOは、自力で頑張る方法もありますが、基本的に24時間体制、または強化したい診療時間に行うことが効果的なのです。その観点からも歯科医療の本業に専念して、プロにお任せする方が効率的と思います。

総務省が発表している令和4年情報通信に関する現状報告の概要によりますと、検索エンジンの世界市場はGoogleが85%のシェアを誇り、日本においても2021年9月時点パソコンで75・7%、2022年3月時点スマートフォンが75・2%となっています。

そのGoogleが明確に基準を示している「ユーザーにとって有益な情報」は、「E-A-T」Expertise（専門性）、Authoritativeness（権威性）、Trustworthiness（信頼性）を満たした記事です。「E-A-T」に基づいた記事を、優先的に検索結果に表示するようなアルゴリズムに日々、改良しています。

この方針は、医療では、エビデンスのある情報が優位ということになります。歯科医院のホームページでは、単に「お子さまに歯列矯正をお勧めします」と記載するより「歯列矯正は、○○という研究で、○○という結果が出ています。○○の調査では、歯列矯正をする人が○％増加しています」と具体的なエビデンスとともに記載した方がいいのです。

Ｗｅｂ広告の主な種類

次にＷｅｂ広告では、主にリスティング広告、ＰＰＣ（Pay Per Click）広告があります。

リスティング広告は、検索したキーワードに合わせて表示される広告です。Google で検索すると「スポンサー」と表示されている部分です。

ＰＰＣ広告とは、その「スポンサー」に表示されているサイトをクリックした時点で費用が発生します。リスティング広告は「表示」であるのに対し、ＰＰＣ広告は、「課金」という違いがあります。

リスティング広告は、広告が表示されただけでは費用がかからず、親和性の高いユーザーに絞って細かく配信の設定ができ、低予算で始められます。ＳＥＯ対策では上位に表示されることが難しい場合などに、リスティング広告では上位表示ができることもできることがメリットです。

しかし、キーワードの単価がオークションによって決定されるため、人気キーワードはクリック単価が高くなります。狙うキーワードによっては、コストがかかる可能性があります。リスティング広告は、1回のみではなく、継続的に運用していく必要があります。一般的には効果が出始めるのには3ヶ月くらいといわれています。その後も、歯科医院の経営と同じく、継続して運用していきます。

PPC広告とは、リスティング広告でクリックされたことによる課金のほか、バナー広告、ディスプレイ広告、SNS広告なども含まれます。

一方、広告を避けるユーザーもいます。そのため、自然検索で上位表示を目指すSEOと両方で運用していくことが一般的な施策となっています。

最初から、Web広告を全て実施することは現実的ではありません。歯科医院を運営するコストの中で、どの程度の割合にしていくかを最初に計画することが大切です。売り上げが増加してきたら、その割合に合わせて新しい施策を追加していくといいでしょう。

ソーシャルメディアによるコミュニケーションの多様化

総務省の情報通信白書によりますと、ソーシャルメディアは次のように分類されています。

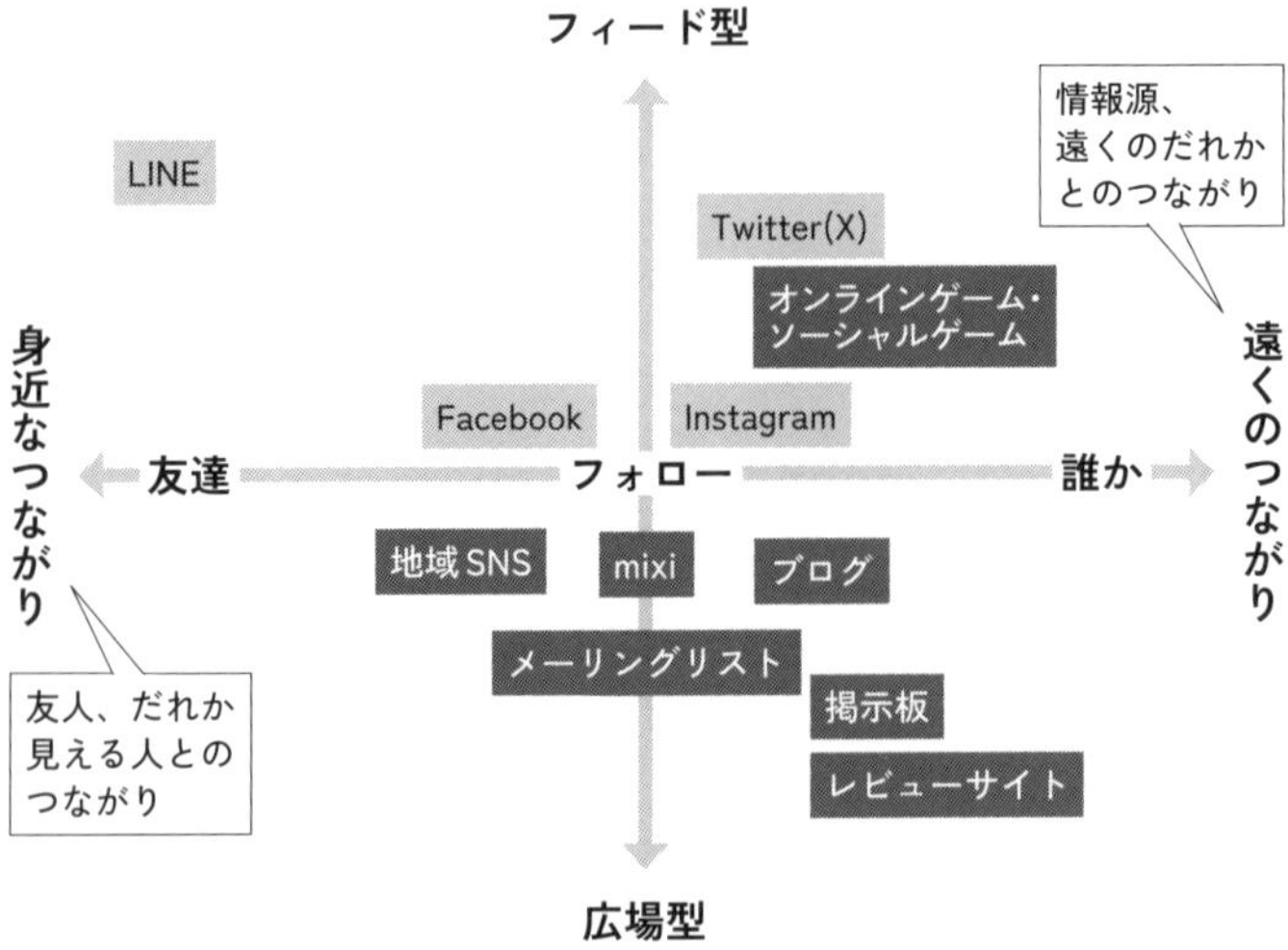

灰色のメディア は10年前にも利用されていたソーシャルメディア
赤色のメディア はここ10年で我が国において普及が進んだソーシャルメディア

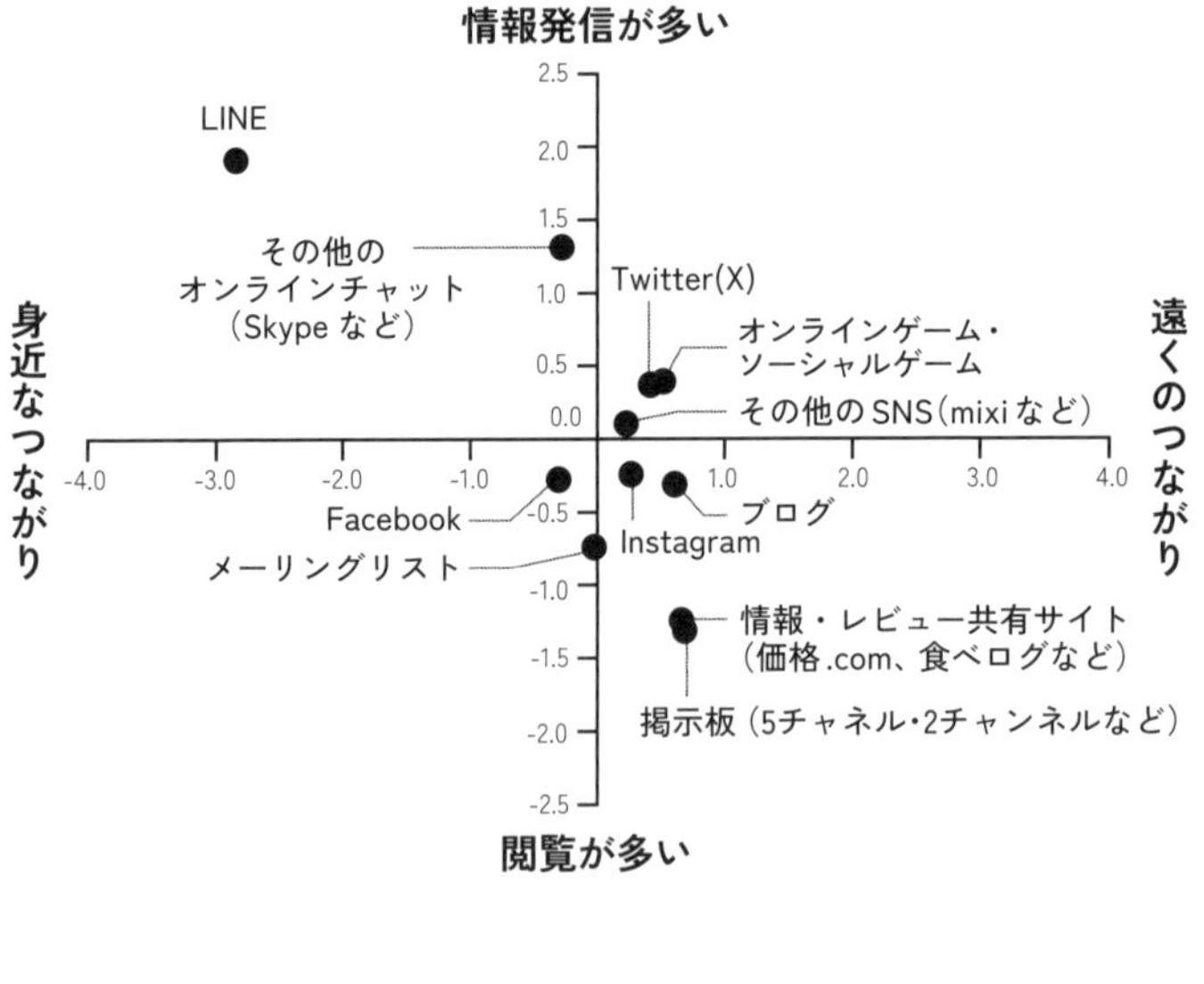

新規開業の時点から、全てを運営していくのは難しいと思います。たくさんあって大変と思われますが、あなたの歯科医院の近隣の歯科医院が実施していることは、最初からやるべきだと思います。

年商1億円以上、地域ナンバーワンの歯科医院を目指すのであれば、数値化して計画していくことが重要です。

イベントやキャンペーンの企画と実施

開業時には内覧会を開催しましょう

開業時に欠かせない最初のイベントとして「内覧会」があります。

患者様からすると、ウィンドウショッピングのように、歯科医院にいきたいけど、良いかどうかわからないから見るだけ、ということはできません。歯を治療して欲しい時にしか、歯科医院には行かないのです。そんな歯科医院をオープン時に、見学できるとなると行ってみたいという気持ちになる可能性が高いです。たとえ現在、他の歯科医院に通っていたとしても、見てみたいというのが人の心理ですよね。そのような近隣の方々が、実際に見学し体験することで、最初の集患につながります。

そして、この内覧会でいい印象を持ってもらうことが将来を決めると言っても過言ではありません。そのため内覧会では、事前の準備がとても大切です。

ここでも、今までも述べてきています「理念・コンセプト」が重要なのです。歯科医師の想いを来場者に伝える必要があるのです。

なぜかというと、来場者の口コミなどで、〝キレイな歯科医院だった〟だけではいけません。施設が新しいことは当たり前です。患者さんは、新しい歯科医院に行きたいわけでなく、洋服などと同じく、自分や家族に合った歯科医院なのかを見定めにきているのです。

内覧会の様子も、最初の口コミとして伝わっていくでしょう。しかし、新しい歯科医院だけでは、誰かに話したい、SNSで投稿したい、とはなりません。

例えば、住宅街なら子どもが喜びそうなスペースやフォトスポットとなるような場所が設置されている、オフィス街ならノートパソコンが使えるスペースがあるなどの特徴もいいでしょう。歯科機器だけでなくプラスアルファの良い印象を持ってもらうことができます。

さらに、スタッフによる来場者への対応も大切です。「内覧会で子どもの歯の相談にのってくれた」「先生もスタッフも一生懸命で優しかった」など、誰かに言いたくなるような印象深いことは口コミで伝えたくなります。

また、この機会に、歯に関する情報を解説することもいいでしょう。予防について、歯ブラシの使い方、歯科技工物についてなど知識をつけてもらうことで、歯科医院に通う重要性やそれが健康維持につながることを理解する機会にもなります。相談会を開催してもいいでしょう。来場者の悩みを聞いて納得されると、予約にもつながります。

内覧会の開催は、開業という新規集患が難しい中、ご自身の歯科医院の特徴を知っていただく絶好の機会です。

また、この機会に、動画で院内案内を撮影して、ホームページで見られるようするという準備も効果的です。ホテルや不動産物件などでも、お部屋がわかるように、まるで内覧しているような動画が掲載されていますよね。内覧会に来ることができなくても、院内を体験できるような表示があると来院しやすくなります。

加えて、内覧会の様子を発信するなどのほか、院長の挨拶を動画で掲載するのもいいでしょう。理念やコンセプト、想いや人柄が伝わりやすくなる可能性があります。

患者の中には、ホームページで見る院長は、硬くて真面目そうだったけど、お話ししたら気さくで安心しました、ということも聞きます。

すでに医院運営をされている場合は、改修などの際に、改装オープン内覧会の実施を企画することをお勧めします。新規オープンと同様、近隣の方々で、利用してみたいと考えている、潜在的な需要を取り込める可能性があります。

そしてこの機会が、その後のあなたの歯科医院に大きな影響を与えます。計画をよく練って良いスタートをしましょう。

キャンペーンの実施について

歯科医院も、さまざまなキャンペーンを実施することが多くなりました。キャンペーンの企画と実施には、目的を明確にすることが大事です。

次のような機会に、キャンペーンの企画が考えられます。

- 新規患者の獲得（まだアプローチできていないターゲットへ向けて）
- 途中で中断した患者の再来院や定期的な来院への動機作り

・自費治療率アップ
・固定患者への満足度アップ

一般的にキャンペーンでは、金額を下げるサービスや、ノベルティのプレゼントなどがあります。医療のキャンペーンでは、なぜその時期に、値段を下げてまでキャンペーンを実施するのか、わかりやすい理由を伝えることが効果的です。

なぜなら、歯が痛い、詰め物が外れたなど以外の治療は、患者にとって、今どうしてもやらなくてはいけないことではないのです。

そこで、社会的な行事に合わせたキャンペーンなども効果的です。

例えば、

・家電販売店の新生活応援キャンペーンに合わせて、ホワイトニングキャンペーン
・お子さまの誕生月に定期検診キャンペーン
・学生向けに、夏休みマウスピース矯正の学割キャンペーン

など、なぜ、その時期に実施するのか、それが患者にもメリットがあると納得される時期を設定しましょう。

また、ダラダラと同じキャンペーンを行っていると、あの歯科医院はいつでもやっていると思われ、効果が得にくくなります。キャンペーンを成功させるには次のポイントを熟考しましょう。

・期間
・理由
・ターゲット患者層
・テーマ（ホワイトニング、マウスピース矯正、セラミック治療、インプラント、定期検診など）
・目標値の設定

当院では、最近ですと、インビザラインのキャンペーンを行いました。来院された患者にわかりやすいように大きなポスターを貼って告知しました。新機材を扱う訓練を兼ねて、院内のスタッフ一丸となって数値目標を掲げ、1か月間実施しました。

診察・治療以外のテーマでは、SNSなどの新規登録数を増やすためや、紹介キャンペーンなどもいいでしょう。登録されることにより、来院されなくても、情報発信やキャンペーンの告知ができます。

開業時は、内覧会で配布するノベルティなどをオープン記念として、1か月程度、プレゼントするキャンペーンを実施するという方法もあります。すでに、ほかの歯科医院へ通われている方や、歯石除去やホワイトニングをやりたいとは思っていても、今でなくていいと考えている方へのアプローチとして効果的になる可能性があります。

年商1億円以上の歯科医院、地域ナンバーワンを目指している方は、新機材の導入時や、自由診療率アップ、院内スタッフのモチベーションアップなどに、キャンペーンを企画して実施してください。

第3章 歯科学生の採用と管理

歯科学生の採用プロセスと選考基準

年商1億円以上、地域ナンバーワンの歯科医院を目指す歯科医は、自分以外の歯科医を採用する段階です。歯科の学生を採用・管理するにあたって、参考となる資料を紹介します。

文部科学省「歯学教育の改善・充実について」の歯学部（歯学科）入学定員の推移によると、昭和60年度3、380人だったところ、令和2年度2、473人へと、約27％削減しています。

厚生労働省の医療施設調査による結果では、歯科医院数は減少していないことから見ると、新卒の歯科医師を採用することが困難になっていることがうかがわれます。

はじめての開業では、院長兼歯科医がひとりのケースがほとんどという傾向です。また、兄弟、夫妻で、始める方もいらっしゃいます。

当院も、開業した時は、歯科医は院長ひとりでした。

ここでは、新卒の歯科医を採用するにはどうしたらいいのかについて、勤務医時代、さらに学生の時から考えておくと、参考にできる情報を説明します。

国公立他大学と私立大学

現在、当院は、歯科医の採用は院長が出身の大学を中心に行っています。なぜならその大学は、親族が開業歯科医という学生より、一般の人が多いのです。当院の院長の両親も、一般的なサラリーマンです。

当院のエリアでは、ほかの歯科大もあります。その大学の出身の人は、親が開業医という人が多い傾向です。そのため、ゆくゆくは親の歯科医院を継いでいくケースが多いと想定します。

一般的な傾向として、私立の歯科大生は、親などが歯科医院を経営している場合が多く、国公立の歯科大生は、一般家庭の人が多い傾向です。そういうこともあってか、親族が歯科医院を経営している場合は、自分もそこを継ぐという意識が、もとからある人が多いように思います。その一方で、親が一般的なサラリーマン家庭の人は、勤務医、研究、開業、まったく別の職種など、さまざまなケースを考えている傾向にあります。

国家試験合格率の現状

歯科大生の国家試験合格率は、文部科学省「歯学教育の改善・充実について」によると、新卒で国公立の国家試験合格率が、令和2年度85%、私立は、77%です。修行年限（6年）での合格率は、国公立70%、私立47%となっています。

とくに、修行年限での合格率が低いことから、各大学では教育改善として、診察参加型臨床実習や診察参加型臨床実習開始前の臨床能力担保のための取り組みを強化しています。

臨床研修修了者のアンケート結果

では、最近の傾向はどうでしょうか。厚生労働省医政局歯科保険課の「令和2年度　歯科医師臨床研修修了者アンケート」によると、進路先の種別で歯科診療所が42％と、1位となっています。

進路先を選んだ理由（複数回答）では、

- 優れた指導者がいる
- 専門医など取得につながる
- 将来希望する進路につながる
- 臨床研修を受けた施設である
- 出身大学である

がほぼ同じ割合で高くなっています。

また一方で、進路選択に苦労した理由では、

- 臨床経験が不足している
- 人脈が乏しい
- 自己アピールが苦手である

・学力が不足している
3就職活動の時間がない
などがあげられています。
予想する10年後の働き方は
・歯科診療所に勤務
・歯科診療所の開設・管理
が2トップです。
予想する10年後の働く場所では、
・出身地の近く
・出身大学の付近
・臨床研修施設の付近
が多くなっています。

歯科医の新卒採用は、このような学生の現状を知り、学生の悩みに寄り添ってアドバイスできることがポイントです。

当院では、長期的な勤務を希望する人をターゲットとしているため、国公立の歯科大に重点をおいて採用活動を行っています。

近年の歯科学生、新人歯科医は、開業するなら、勤務医として働いて3~5年、その後、将来を見越した上で探すという傾向があるように思います。この傾向は、親が開業医で、ゆくゆくは継承していという人とも計画的には同じかもしれません。

他方、開業ではなく、ある程度の規模の医院や、将来性がある医院に勤務医として務めたいという人もいます。分院長など、幹部クラスを目指す方が、開業時の借金などのリスクがなくて、その方が豊かな人生になると考えている方もいます。

つまり、勤務医として働いて、そのまま勤め続けるか、開業するか、3~5年で見極める傾向があるということです。

この書籍は、新規の開業や年商1億円以上の歯科医院を目指している人に向けていますが、人生を考えた時、開業ではない手もあります。今となっては、当院の院長も、〝昔、そういう流れであれば、安定的な医療法人に勤めていたかもしれない〟と言っています。

新卒の歯科学生の一般的な採用プロセス

現在、歯科医として働いている人は、ご自身の経験を振り返ると共感されるかと思います。歯科の新卒学生の就職活動は、一般的に、2月の国家試験までに終了しています。歯科医院、病院では、7~8月頃から、説明会や見学が始まります。学生は、応募する施設を決めたら、履歴書を提出し、書類審査に通ったら面接に進みます。早い人では、夏休み中、多くは秋から冬に内定を獲得しています。

歯科機材・機器のメーカーなどの企業を希望する学生は、3月に情報公開が行われます。エントリーを受付、説明会などが開催、6月から面接が実施され10月に内定を出すというスケジュールです。

歯科医院の理屈で求人しても響かない

あなたご自身は、卒業して歯科医として就職活動をされたと思いますが、採用する方の立場となることははじめて、という場合が多いと思います。

就職した人からよく聞く話の中に、看板や、ホームページ、面接でも、とても優しく良かったので入ってみたら豹変したというケースがあります。医院で面接などの際に、ウェルカムボードで歓迎のメッセージを出す場合や、お菓子のサービスなどで、おもてなしをしている場合があります。もしかするとそこには、人が足りなくて、どうしても入ってほしいという意図があるもかも知れません。そのような医院側の条件だけで求人を出していても、求職者は響きません。最低でも何年は働いてくださいとか、ノルマがありますなど面接で言われると不安になりますよね。

どのような医療人を求めているか、どのように社会に貢献していく医院なのか、同じ医療人という同等な立場で、お互いが合意することが最も大事です。例えるなら、恋人と付き合う、結婚することに似ているかもしれません。そうでないと継続的にあなたの歯科医院に合う人に出会うことは難しいと考えます。

〝自分が就職先を探すなら〟と求職者側の目線で表現することが伝わることにつながります。

具体的な例として、医院の見学は、面接以外でも歓迎などがあります。もちろん、冷やかしもあるかもしれませんが、面接以外ではお断りとなると、不安になりますよね。〝求職者に、私たちの医院で一緒に働くと、このような豊かな医療人が形成できます〟と見せてあげられるかどうかです。給与が高い、駅から近い、福利厚生が充実しているなどは、正直それほどに変わらないのです。スタッフを大切にします、ってどこでも書いてあるので当たり前なのです。

また、求職者の目線以外にも、それを提供してくれる大学・学校の担当者へ、歯科医院の理念やコンセプトを説明することが重要です。

たとえば、自動車業界に就職したい場合、トヨタなのか、日産なのか、ベンツなのか、ジェネラルモーターなのか、それぞれの企業風土が違いますよね。そこで、学校の先生や担当者は、〝この学生は、その中でも、どの企業に合っているのだろう〟と考えるわけです。

大学生に就職を斡旋する大学・学校の先生や、人材サービス企業の担当者へ、紹介したくなるような医院と認識もらうことも重要です。その担当者の立場で考えると、面接以外の見学はお断りとか、そういうところに送りたくないですよね。

今から社会に出ようという新人に対して、その新人に薦める人が、どうしたら安心してぁなたのクリニックを選ぶのか、という目線で求人票を出すことが、お互いのためにいい結果となります。

当院では、それほど歓迎ムードは出さないです。〝厳しいこともありますが大丈夫ですか？〟というスタンスで面接しています。リアルが体感できるかどうかですね。入ってすぐ辞めてしまっては、その人にも、クリニックにも不幸になります。もちろん、本人と会う前に届く履歴書をよく見ています。面接では、学生時代に頑張ったことを聞きます。答えというより、話している雰囲気や、すぐに返せるかとかを見ています。質問に意味があるというより、コミュニケーション能力を見ています。面接官の状況をよく見ていて、少しここは外してもいいかなと、実は……など話し出す人がいます。そういう人は、接客や、人に溶け込むのが上手かったりします。

また、基本ではあるのですが、きちんとと身なりを整えてきているか、挨拶することなども重要です。待合室で待っている時の様子など、第一条件で見ています。受付は医院の最初の顔でもあるので、受付スタッフは、相手のことをよく見ています。さらに、これは個人的な思いなのですが、やはり医療従事者なので、髪は清潔感を持つべきとだと考えています。爪のネイルや、カラーコンタクトも、医療従事者としては、そこは整っていることが社会人の常識と考えています。硬い意見なのかもしれませんが、学生時代は、金髪にしようがアフロにしようが自由な時間と思います。就職するのであればそこは切り替えなければいけないと考えています。

学生の育成と研修プログラムの構築

経済用語に、「マクロ」「ミクロ」という言葉があります。学生時代には、社会や人生をマクロな視点で考える機会はあまりないでしょう。そこで、歯科業界の市場や将来性、医院の展望などを伝えて、自分の将来のなりたい姿「ビジョン」を考えられるように、そういう情報を提供することが有効です。

一般企業においても、大学生は夏休み頃に、インターンシップという「仕事の場を体験してみる」機会が設けられています。歯科業界においても、大学や病院でインターンシップの受け入れがあり、歯科医院でもあります。ほかにも、アルバイト体験などを受け入れることで、学生と歯科医院もお互いの相性などを検証することにも繋がります。

研修・勉強会の開催で将来性を示す

当院では、「Dr.勉強会・セントラルセミナー」を開催しています。新卒に限った内容ではないのですが、若手の歯科医をはじめスタッフが、知識・技術を研磨する場をつくっています。ここで学んだ知識や技術を自身の能力の向上や、医院つくりに活かすことで、多くの患者を幸せにし、それによって社会貢献を行うことを活動の目的としています。

このセントラルセミナーでは、以前、当院に勤務していた歯科医や、研修医が中心となって、それぞれの分野（口腔外科、保存科、矯正科、麻酔科など）の知識を参加者に伝えています。これからの歯科医療を担う若手の歯科医が、お互いの知識を持ち寄って、積極的に意見交換し合いながら、楽しく学べる場を目標としています。

当院の院長が、勤務医時代に、良い先輩と出会って働くことができて、本当に成長できたという経験から始めました。

これまでに

「スウェーデンの研究から紐解く、成功するメンテナンス」

「予防が確か医院のつくり方〜本当に歯を守ることのできる歯科医院とは〜」

「抜歯における注意点とコツ」

「レントゲン撮影を見直す」

「どんな歯科医を目指しますか？〜勤務医としての心構え、何が大切か？〜」

「口腔内写真を楽しむ」

など、さまざまなテーマで開催しています。

このような機会に学生にも参加して現場を知る機会を作ることは、さまざまな面で有効です。

入職後のオリエンテーションの重要性

歯科医に限らず新卒には、中途採用の場合と比べて、最初が肝心と見ています。正式な入職の2、3月前には、オリエンテーションを実施することをお勧めします。なぜ、先に前もってオリエンテーションをするかというと、新卒は、ピュア（素直）なのです。まだ、何も知らないため、最初の状況に良くも悪くも、すぐに染まってしまいます。

たとえば、スタッフルームや、バックヤードの会話などを聞いて、変に染まってしまった後に、色を変えるのは困難なのです。

そこで、オリエンテーションでは、

- 理念、コンセプトの解説、行動規範
- 医院が、本業を通じて達成させる社会的な課題解決
- 成長ビジョン
- 地域の患者様が、当院を選ぶ価値
- 医院のルール説明と承諾
- 診察時間前の朝礼、毎週月曜の場合、毎日の場合
- 診察時間後の研修、会議
- 身だしなみ
- キャリアビジョン

などを解説して、同じ思いで働く心構えができるようにします。

学生とのコミュニケーションとモチベーションの維持

SNSは、コミュニケーションに欠かせない

第二章の学生向けのマーケティングアプローチとコミュニケーションで述べましたように、デジタルネイティブなZ世代のコミュニケーションには、主にスマートフォンを通じた情報の提供・発信が欠かせません。

就活生は、とくにSNSを活用して素早く最新情報を入手しています。説明会の開催情報や、気になる就職先の画像や動画のほか、最新の投稿を確認しています。また、同じ歯科業界を志望する人や、先輩歯科医との情報交換の手段としても活用されています。SNSの情報は、ウワサに惑わされるリスクもありますが、デジタルネイティブな世代は、情報の取捨選択に長けていると考えられます。SNSのアカウントを目的別に使い分け、必要な情報やコミュニケーションを図っています。それぞれのSNSの特性を活かして、効果的な情報発信や対応が大切となります。

たとえば、次のような施策が考えられます。

・就職希望者向けコミュニティの開設

医院の公式サイトに、新卒だけでなく就職希望者向けに特化したページを設けて、さらに最新情報を受け取るためにSNS登録もできるようにします。

・SNSによる情報発信と個人の投稿への対応

画像、動画などSNSのそれぞれの特性に合わせた情報を提供し、個人の投稿にも対応します。

当院では、公式ウェブサイトに、特設のスタッフ求人サイトを設けて、情報発信をしています。そこからSNSへつながるように設定しています。インスタグラムでは、勉強会をはじめとした医院の活動を紹介しています。YouTubeでは、〝歯科医師・衛生士・技工士に豊かな人生を〟というテーマで、「中尾塾」というチャンネルのほか、セントラル歯科チャンネルを発信しています。SNSでは、各コメントにも返信してコミュニケーションをとっています。

卒業後の人生は長い

現在、勤務医の先生も昔は歯科学生でしたよね。就職が決まっていても、国家試験に合格するとは限りません。そういう不安もあるでしょう。そこで、当院の院長は先輩として、歯科学生へのモチベーション維持に次のアドバイスを述べています。

歯科医として働くには、国家試験に合格しなければなりません。不合格になってしまったらショックで不安と思います。でも、次の年、通ればいいのです。ここ近年は、試験問題の中で一つ間違ったら、そこだけで落ちてしまうこともあるようで、運も作用していると思います。長い人生の中では、社会に出るスタートが遅れるだけで、仕事を始めるとすぐに追いつくと思います。学生時代に苦労した人で、社会に出てからものすごく活躍している人が多くいます。また、学生時代に優秀だったのに社会に出たら、ゆっくりしか伸びない人もいます。当院でも2年目、3年目のドクターより新卒3ヶ月くらいで動きや技術的にも良くなって、先輩を抜いてしまっていることは、ザラにあります。

就職してからの医療人としての将来

学生が卒業してから実際に働きはじめるまでのコミュニケーションの一つとして大切なことがあります。就職がゴールではないと理解を促すことです。歯科医として働きはじめてから、どのような生き方があるのかを提示することです。将来を考える上でもモチベーションの維持につながることになります。

その一つに、専門医資格を取得するという選択肢があります。歯科医の資格を取得された皆さんですから勉強は得意でしょう。そのような人たちに、さらなる専門的な選択肢があることを示すことで将来を考える機会になるでしょう。

歯科医には、厚生労働省が広告への表示を認めた5つの「専門医」資格があります。それは、「口腔外科専門医」「歯周病専門医」「歯科麻酔専門医」「小児歯科専門医」「歯科放射線専門医」です。それぞれの歯科系学会において優れた技能や知識、経験を持っていると認定された資格です。

専門医資格に関する調査によると、取得している広告可能な歯科医師の専門性に関する資格名（複数回答）別にみた歯科医師数・専門性資格（複数回答）別にみると、「口腔外科専門医」が2，369人（2．3％）で最も多くなっています。専門性資格の割合を施設の種別にみると、病院では「口腔外科専門医」（10．7％）が最も多く、診療所では「小児歯科専門医」（1．2％）が最も多くなっています。

卒業して働きはじめてからも、自身の得意や、やりたい方向性により、このような資格を取得して、専門的な医療人を目指すことができます。そのための院内のサポート体制などを伝えることは、モチベーションの維持に繋がります。

チームビルディングとコラボレーションの重要性

歯科医院には医療の資格保持者という専門職が集まっています。しかし、それは個人だけでできる業務ではありません。患者一人ひとりに、最適な治療を提供するためには、全員が一丸となって動く必要があります。そのためのチームビルディングとコラボレーションの重要性について説明します。新卒のスタッフには、勤務すると、このように働くことを伝えましょう。

なぜ、チームビルディングとコラボレーションが重要かというと、新しい人が入職して、そのせいで辞めていく人が出てくる場合があるのです。せっかく新卒で入ってきたのに溶け込めない、または、以前から働いていたスタッフが新しい人と馴染ますに退職していくというケースがあります。新卒は、ただでさえ業務を覚えることで精一杯で不安の場合が多いでしょう。既存スタッフも、新人の教育や本来の業務の責任感からストレスが増加して辞めてしまうなどがあるのです。そのような状況にならないために、チームビルディングが必要となってきます。

チームビルディングとは？

チームとは、共通の目標に向かって協力し動く人たちのグループです。

一般的な企業では、管理本部、製造部、営業部、開発部などのように部署が、それぞれがある意味チームになっています。またプロジェクトごとにチームが立ち上がることもあるでしょう。


スポーツに置き換えるとわかると思います。

たとえばサッカーチームでは、ゴールを決めることが目標です。しかし、全員がゴールを狙うだけでは試合に勝てません。ゴールキーパー、ディフェンダー、ミッドフィルダー、フォワードなどさまざまなポジションがいて、みんなで勝利を目指しています。

歯科医院でも同じように全員が一緒に、患者のために最善を尽くすことが、サッカーなどの勝利と同じなのです。

経営学では、人事マネジメントのカテゴリーで、「スパン・オブ・コントロール（Span of Control）」という考え方があります。これはマネージャー1人が直接管理している部下の人数や業務の領域を指します。一般的に、1人の上司が直接管理できる人数は、5人から7人程度といわれています。

歯科医院のチームビルディング

医療・歯科業界では、教育に特徴があります。たとえば、歯科技工士は、歯科医師の指示のもとに技工物を製作することが決められているため、専門学校の最初の段階から、指示を待つように教育を受けています。また歯科衛生士、助手、受付も、歯科医師の指示のもとの行動が、当たり前と思っています。つまり、それぞれに主体性や自立性を持つという概念がなく教育されてきました。

そのような背景もあり、歯科医院では、院長にあらゆる権限が集約されて、スタッフは院長からの指示を待つという体制が多くみられます。1つの歯科クリニックで、5人から7人程度であれば、院長に権限を集約しても、コントロールできるでしょう。それ以上の規模になった場合は、チームビルディングを採り入れて、各チームの責任者に権限を与えた方が、医院運営も患者へのサービスも向上していくといえます。むしろ、スタッフ数が多くなっているにもかかわらず、院長のみに権限が集約されていると指示待ちでは、敏速な対応ができなくなります。

近年では、チームで活動することは、歯科医院自体にも、患者にも良い影響があると必要性が高まっています。

歯科医院は、歯科医師、歯科衛生士、歯科助手、歯科技工士など、異なる専門職種のスタッフが集まって業務をこなしている組織になります。そのため、業種間の連携や信頼関係が、診察・治療の質と効率を大きく左右します。歯科医院のスタッフにも、チームビルディングの研修が行われるようになってきています。

歯科医院のチームビルディングでは次のようなケースの実施が考えられます。

●理念の共有

やはり一番重要といっても過言ではありません。医院の理念を伝え、共有することは極めて重要です。

・チームの目標を共有する

ここでの目標は、数値的なものではありません。それぞれのチームでは数値的な目標が必要ですが、医院全体の目標となります。プロ野球で2023年優勝した阪神タイガースの岡田監督は、「優勝」という目標のために、フォアボールもヒットと同じような評価点にしてほしいと球団にかけ合ったそうです。その結果、フォアボールが増えたことで出塁が多くなり得点に繋がって、勝ち数が増えたことも影響して、優勝できたということです。

歯科医院に置き換えると、たとえば、今月は定期検診の提案を強化しよう、などになるかも知れません。

・成功を祝う

チームで成功した経験や、成功したチームメイトの話を聞いて讃えましょう。また、話を聞いた人も、今後の自分の目標になる、参考になる、頑張ろうと思った、などのポジティブな意識になることが多いようです。さまざまな職種間での成功体験の共有は、ほかの仕事内容や姿勢、考え方を学ぶ機会にもなり、その成功体験が今後のスタッフそれぞれの行動に活かされるでしょう。

●問題があった場合は、解決のための話し合いをする

先に例にしたサッカーなど、スポーツ競技でも、ミスはあります。その事実を検証し次の試合に活かしているでしょう。厚生労働省の資料では、労働災害の分野でよく知られている「ハインリッヒの法則」1：29：300を安全衛生キーワードとしています。同じ人間が起こした330件の災害のうち、1件の重い災害があったとすると、その背後には、29回の軽傷、障害はないが300回の不安全行動や状態があると指摘しています。歯科医院においても、小さな問題だったとしても、共有して、次の治療に活かしていくことで、問題があった場合は、迅速かつ的確に話し合いをして解決していくことが重要です。

このように、学生にも、歯科医療はひとりではなく、チームみんなで対応していることと、その重要さを伝えていきましょう。ひとりではないという安心と、チームという誇りと責任感を理解させて、社会人の基礎力の強化に繋げることができます。

コラボレーションも重要

コラボレーションとは、「共に働く」「協力する」など、異なる組織が協力して新たなものを作り出すことです。企業と企業、個人と個人2人以上の人が、力を合わせて何かを成し遂げるなどがあります。

社会人の基礎力は、3つあります。前に踏み出す力（主体性、働きかける力、実行力など）、チームで働く力（傾聴する力、状況を把握する力、柔軟性、規律性）、考え抜く力（課題を発見する力、計画する力、想像する力）が総合的に発揮できることです。

歯科医院のコラボレーションでは、治療計画の相談や、技術の共有などが考えられます。歯科医、歯科衛生士、歯科助手、歯科技工士、受付など、異なる職種のスタッフが力を合わせて最適なサービスを提供していくということです。

歯科医院では、それぞれが次のポイントでコラボレーションすることが有効と考えます。

- お互いの意見や考えを尊重する
- 新しいアイディアや提案を歓迎する
- それぞれのメンバーの得意な点を活かす

朝礼など、定期的なミーティングを実施して、進捗や状況・課題を共有することが大事です。チームとして協力し合っていくことで、社会人としての基礎力の強化にもつなげられます。

そして、院長は、チームのリーダーに権限を移譲して責任感を養っていきましょう。院長となると、どうしてもすべてをやりたい、そのように思う気持ちはわかります。チームビルディングやコラボレーションは、チームを競争させることではないのです。院長の考えや、歯科医院の理念を理解・共有し、同じゴールに向かって活動できる人をリーダとすることが重要です。チームリーダーに権限ないと、年齢や、院長が頼みやすいから選ばれているとか、役職だけで責任を押し付けられていて嫌だなどということが起こる可能性があります。

チームリーダーに権限を委譲することで、責任感や、やりがい、誇りを持てるようになります。

年商1億円以上、地域ナンバーワンの歯科医院を運営するには、チームビルディングとコラボレーションを意識して日々の業務を進めることがポイントの一つです。歯科医院の全体のサービスの質が向上します。そして、患者さんからの信頼も増していきます。

学生の成長とキャリアパスのサポート

現在、働いている人、ご自身の学生時代にやっておいた方が良かったと思うことはありますか？　学生には、そのようなご自身の経験も参考になるでしょう。今思うと、大学生時代は貴重な時間です。歯学生時代にこれを経験しておいた方がいいこと思うことがあります。それは、勉強や実習以外に、友達をつくる、学祭や体育祭の企画をするなど、さまざまな人と関わりを持つことです。今となっては、そういう人が、社会に出て活躍していると思います。学校行事の運営だけでなく、さまざまな人とさまざまな関わりの経験が今の自分を作っていると思います。たとえば飲み会を企画するなどでも、人や時間、場所の調整などがあります。そのような体験で得た困難や解決策も含めて、実際の仕事にも繋がってきます。大学時代には、勉強や試験は当然で、それ以外のさまざまな体験が人間力になっています。そのような学生時代にしておいた方がいいことを学生に伝えることも、成長やサポートにつながります。

私は、歯科学生に、次のことを伝えるべきだと思いっています。

大学はライセンスを取るため

なぜ歯科大学に行っているのか？　当院の院長は、ライセンスを取るために、と言い切っています。ですので、どこの大学に行っても一緒です。大学の偏差値などありますが、ライセンスを取るためと目標を持って進めば、あまり関係ないのです。どの大学に行っていても、取得できるライセンスは同じなのです。また、留年はしないように頑張りましょう。余計に費用もかかりますし、ライセンスを取るために行っているわけですから、取れなかったら、それまでかけた時間が無駄になります。

たとえば、車の免許を取りたい時、自動車学校に長期間も通いたいですか？　歯科医になるには最低でも6年間かかるわけです。資格を取得するために頑張らなければならないのです。

学生本人が、どうなりたいのか

学生時代には、まだ何をしたい、という明確なビジョン（展望・理想・将来像など）は、持っていない人が多いと思います。本人がどうなりたいか？　歯科学生の採用を考えている歯科医は、それを面接で聞き出せるようにしましょう。

学生の多くは、条件をもとに、どのようなところが合うかな？　と就職先を探しているでしょう。先に記載した、臨床試験修了者アンケートの結果を参考にして、給与などの条件以外に、望むことはどのようなことなのか？　たとえば、子どもが好きだから小児歯科を中心にやっていきたい、技術に自信があるから、それをさらに磨きたいなど、希望を持っている場合もあります。学生に事前にレポートを提出してもらうなど、考える機会を儲けるのもいいでしょう。

また、周りの友人や先輩から情報を得ているでしょうから、漠然とでも考えていることもあると思います。地元が好きだから地域に密着した診療所で、近隣の方々とアットホームなところがいい、とか、さまざまな治療を体験して自分の専門的な得意を見つけたいなど、あるかもしれません。

〝先輩のクリニックは研修があると言っていた〟〝歯科医衛生士や技工士との勉強会をやっ

ていると聞いていた〟などの情報もあるでしょうし、勤めてからの希望もあるでしょう。

学生の成長やキャリアパスのサポートは、ある意味、患者へのカウンセリングに近いともいえます。どのような医療人になりたいのか、あなたが経営する歯科医院では、どのような医療人になれるのかなど、少しずつコミュニケーションをとり続けることが大切です。

学校では教えてくれない、重要な「コミュニケーション能力」

学生の時は、実際に患者さんを治療することはありません。学生時代は、学習や実習で覚えることで精一杯かも知れません。しかし、その知識や技術能力は、実際の現場では当たり前のこととなります。それ以外に最も重要な能力は「コミュニケーション力」です。

ほとんどの歯科医が、働きはじめてそれに気づきます。治療と同じく人と話して当たり前の現場です。ただの技術職で、手を動かせば良いというわけではないのです。カウンセリングやコンサルティングなど、患者と話をすること、スタッフとコミュニケーションをとることは最も重要といっても過言ではないのです。

実際、学生時代に勉強が非常にできたけど、歯科医として成功しているとは、あまりいえない人も見受けます。一方で、学生時代にいつもギリギリで試験は乗り超えてきたのに、歯科医になって、ものすごく成功している人もいます。後者の方は、コミュニケーション力が高い人に多い傾向です。

先に述べたこととも関連して、学生時代に、さまざまな人と関わって、コミュニケーション能力を養うことは需要です。

歯科医には、

・治療の技術力

・コミュニケーション能力

この2つの能力が不可欠なのです。

なぜ、コミュニケーション能力が技術力と同じく必要かというと、

・自分が正しいと思っている治療を患者に選んでいただかなくてはいけない

・その治療を正しく伝えなければいけない

ということからです。

患者からすると、どんなに技術力がある歯科医だったとしても、何の話もなく、ただ任せるのは不安ですよね。治療中でも何か声をかけてほしいと思いますし、それが安心や信頼関

係にもつながります。また、スタッフも、疲れている時は労いの言葉をかけるとか、医院の中が総合的に心地良い環境であることが重要です。

治療の技術力とコミュニケーション能力、どちらが重要かという、どちらも重要です。
では、どちらが困るかというと、コミュニケーション能力が欠けていることと思います。治療の技術力は、歯科医資格を剥奪されるほど低い能力では論外ですが、能力があって当然です。一方、コミュニケーション能力は、人を安心、心地よくできれば、技術力をカバーしていけると思います。ただし、逆は成立しません。どんなに技術力が高くても、コミュニケーション能力が欠けていて、人を不快にさせたり怒らせたり、不安にさせるようでは歯科医院の運営はできません。

しかし、コミュニケーション能力は、学校では教えていないため、入試にも卒業試験にもないのです。
では、どうしたらいいのでしょうか？　周りを見て、誰のコミュニケーションが心地良いのか、また、みんなが心地いいと感じているコミュニーケーションをとっている人は誰か観察して学ぶことが得策です。その人のコミュニーケーションは、なぜ、心地良いと感じるのか、よく見てみ学ぶのです。

勉強は自分の方ができる、技術力は自分の方が高い、と思っても、コミュニケーション能力は、その人の方が高いのです。それは、歯科的な知識や技術と同じく、学ばねばならない重要な技術なのです。

また、学生時代の先輩や後輩とのコミュニケーションも大切と思います。当院の院長は、現在も交流があります。それが自分の切磋琢磨になっているほか、人脈も広がっていると言っています。

学生の成長とキャリアパスのサポートには、就職してからの現場では、どのような実体があるのかを知らせ、自分のなりたい像を想像させることが大切です。また、学生時代に、やっておくべきこと、勉強以外にも大事なことを伝えることで、覚悟と抱負を持って社会に出られるように支援することが重要です。

第4章 歯科衛生士と歯科技工士の採用とキャリアサポート

歯科衛生士および歯科技工士の採用の難しさとその対策

歯科医院にとって、歯科衛生士、歯科技工士は、どのような存在と考えていますか？

患者の立場からみると、歯科医と同じく必ずお世話になる存在です。

ですから、

「あの歯科医院は、歯科衛生士さんが優しい」

「あのクリニックで作った歯の型は、調子が良いよ」

など、歯科医院が選ばれる理由の一つにもなります。

どんなに有能な歯科医であったとしても、医院のスタッフも、患者さんからいいイメージを持たれなければ、地域でナンバーワンの歯科医院にはなれません。

そのため、歯科医院にとって、歯科衛生士、歯科技工士の採用は重要です。

実際のところ、その採用は、どこの歯科医院、病院にいたっても、非常に難しい状況です。

現在、勤務医として働いている人は、人材の採用について、あまり実感していないかもしれません。ここでは、歯科業界における、一般的な歯科衛生士、歯科技工士を採用する際に参考にできる情報を説明します。

これから開業を目指す人、すでに開業していて年商1億円以上、地域ナンバーワンの歯科医院を目指している方へ、この情報をふまえて、今から考えておくことをお勧めします。

なぜ歯科衛生士、歯科技工士の採用は難しいのか

まず、歯科衛生士の現状をみてみましょう。

厚生労働省による2020年のデータ（執筆時点で最新）では、142,760人です。

２０１８年と比べ１０、１３１人増加しています。

就業場所別にみると、診療所が90・９％と最も多くなっています。

つまり、街のクリニックに就職することが一般的です。そのほか、大学・総合病院の歯科で働く、介護・福祉施設、保健センター、医療機器メーカーなどがあります。年齢別では、25歳から29歳、45歳から49歳にかけておおむね均等に分布しています。

一方、歯科技工士は、２０２０年、３４、８２６人となっています。２０１８年と比べて３５８人増加しています。就業場所別では、歯科技工所が約7割、病院・診療所が約３割です。年齢別では、50歳以上が１６、５８６人、29歳未満４、０４１人と、50歳以上の割合が47・９％で約半数となっています。また、歯科技工所は、２０２０年２０、８７９か所、２０１８年より１２５か所と、減少しています。（令和2年（２０２０年）厚生労働省衛生行政報告例（就業医療関係者）の概況より）

次に、求人倍率はどうなっているでしょうか。

歯科衛生士の採用については、全国歯科衛生士教育協議会「歯科衛生教育に関する現状調査」によると、２０２２年における歯科衛生士の求人倍率は22・6倍と、年々増加しています。

一方、歯科技工士の採用は、新卒採用で、10倍〜20倍程度といわれています。

このように、歯科衛生士・歯科技工士どちらも採用が難しくなっています。

歯科医たちは、

「歯科衛生士が採用できないことが、今の最大の悩み」

「いい歯冠や入れ歯が作れなくなるかも」

「採用できても、すぐに立地のいい他の医院へ転職してしまう」

と嘆いています。

では、歯科衛生士・歯科技工士の人材を獲得する際にどのようなことをポイントにすればいいのでしょうか。

有効な人材採用の対策は

さまざまな業界で、人材不足といわれており、歯科業界もその課題は深刻になっています。人材には〝採用〟と〝教育〟がありますが、人選を間違えると、人材教育に費やす時間や労力、資金などすべてが無駄になってしまいます。人手が足りないからといって、どのような人でも受け入れては、かえって医院内が混乱してしまうことや、退職者が出て、さらに人材募集が必要になるなどのリスクもあります。

正直なところ、万能の採用方法などは、存在しないと思います。

そのため、人材の採用には、手間がかかったとしても、地道に丁寧に、歯科医院にあった人材の採用活動を行っていくことが得策です。

現在、働いているスタッフの様子をみて、人手が足りなくてストレスを抱えている雰囲気があったとしたら、医院の方針をよく話して、適切な人材を迎え入れたい方針を理解してもらう努力をすることが最善です。

歯科関係の人材を募集するには、主に次の方法があります。

・ハローワーク
・求人サイト：グッピー、クオキャリア、ジョブメドレー、デンタルワーカー、インディードなど
・自医院のホームページ、SNSなど

そして、人材を募集する際には、求人情報として、〝定量情報〟と、〝定性情報〟があります。

定量情報は、給料や社会保障、勤務地区、雇用条件など、どこの求人サイトでも必須で記載する同じ情報です。

一方、定性情報とは、歯科医院の理念・コンセプトや、院長、スタッフの人柄、医院の雰囲気などです。求職者が検索する際には、勤務地、雇用形態、給与は、定量情報で決まっているため、それ以外の定性情報が歯科医院の特徴となるため重要です。

近年では、〝特徴〟などで表記され検索できるようにもなっていることが多くなりました。定性情報である人気の特徴は、「教育・研修に強みがある」「衛生士担当性に強みがある」や、「院長の動画あり」などが多くなってきています。

つまり、歯科医院の特徴をわかりやすく記載し、ほかとの差別化することが重要となってきています。現在働いているスタッフの声や、医院全体の雰囲気の画像や動画などを掲載して求職者がイメージできるようにすることが得策です。

この本の次の項目〝歯科衛生士および歯科技工士のキャリア開発と進路選択のサポート〟で歯科衛生士、歯科技工士の特徴を説明します。それを参考に、求職者に対して、今後のキャリアデザインについてどのような支援があるかなども明示すると、ほかの医院と比較する際の差別化になります。

あなたの医院の理念・コンセプトを共有できる人が加わることで、採用した人数以上の効力が、医院全体に備わっていくことにつながります。

歯科衛生士および歯科技工士のキャリア開発と進路選択のサポート

それでは、新たに加わる歯科衛生士、歯科技工士を含め、現在、働いているスタッフにとって、今後のキャリアには、どのようなサポートが良いのでしょうか。それぞれの特性の違いなどを理解して、技術的な教育のみではなく、キャリアデザインを考え、医療人としての未来を提示することが重要です。

歯科衛生士の実態

一般的に、歯科衛生士は、女性が多い職種です。日本歯科衛生士会が令和2年3月に公表している「歯科衛生士の勤務実態調査報告書」によると、「女性」が99・0％、「男性」が0・4％となっています。

同調査では、現在の職場で改善してほしいことという問いには、「待遇改善」72・5％、「専門性・資格等の評価」61・3％、「教育研修等・レベルアップの機会の充実」52・0％、「福利厚生の充実」50・6％、「医療安全体制の充実」46・4％、「雇用の安定性の確保」45・7％、「業務量の軽減」42・1％、「多様な勤務形態・勤務時間の導入」39・0％、「院長等、職場での人間関係」38・5％、「休暇の取得」38・4％、「介護支援の充実」37・5％、「労働時間の短縮」29・5％、「子育て支援の充実」28・8％となっています。

さらに、転職または現在の勤務先を変えたいと考えた理由について、「現在考えている、考えたことがある」と回答したものについて質問した結果、「給与・待遇の面」38・3％、「仕事内容」29・6％、「勤務形態・勤務時間」22・8％、「経営者との人間関係」が19・6％、「同僚との人間関係」16・5％、「仕事内容のレベルアップのため」13・3％となっています。

このような結果から、歯科衛生士の特性である、女性の人生に合わせたキャリアサポートが必要ということです。

女性の人生には、結婚、出産、ご主人の転勤、介護などがあります。新卒で、初めて社会に出る人、出産して育児しながら戻って仕事をする人、家庭の事情などで、しばらくキャリアを中断していて、久しぶりに社会に出て仕事をする人など、どのような場合でも、誰もが不安を抱えて働き始めるのです。

働き方の多様性に合わせて、新卒のあなたはファーストキャリアステージです、子育てや介護をしながらの方は、このようなキャリアステージ、復職された方は、セカンドキャリアではこのようなステージがありますなど。フルタイムで何年以上のキャリアの方には、このようなステージがあるなど、それぞれがイメージできるキャリアデザインを提示することで、本人も人生設計が見えてきて安心できると思います。
まだ、入ったばかりで何もできなくて不安だけど、そのようなキャリアの未来を目指して頑張ろう、とか、しばらく社会に出てなくて不安だけど、このようなキャリアの未来があるならなど、医療人として誇りを持って働くことができるでしょう。

歯科衛生士、歯科技工士のキャリアの仕組みを作っていくことが重要です。あなたの医院に、どの段階で加わるのか、また、現在のスタッフは、どの段階にいるのかを把握して、その後のキャリアをサポートする体制を整えて提示することが大切です。

歯科技工士の実態

歯科技工士の実態については、日本歯科技工士会の2021年歯科技工士実態調査報告書によると、「将来の構想」という問いに、現状のまま定年まで勤める38・5%、特に考えていない27・1%、適当な時期に転職（転業）をする16・3%となっています。

歯科技工士の採用も難しくなっている中、一般的な退職の理由では、仕事が長時間できつい、給料が安いということがありますが、一方には、自分が学べる場や、応援してくれる体制が整っているなどが重要とされています。

現在、勤務医の人も歯科技工士と一緒に働くというケースは少ないと思います。

当院では、毎朝、ドクターと歯科技工士で10分くらい打ち合わせをします。一緒に働いてみないと歯科技工士の苦労はわからないと思いました。外部の技工所へ出していた頃は、わからない面がありました。

歯科技工士の仕事を見ていると、ちょっとした作業や印象の変形などで、ここに配慮しないと再製（作り直し）になる、それが原因でこれだけの時間がかかるものなのだと思いました。それなら打ち合わせした方がいいな、ということに至りました。

歯科技工士が院内で一緒に仕事をするようになったことで、以前は、歯科技工士の仕事をよくわかっていなくて、再製作を出してしまい、結果的に、長時間勤務になってしまうことが多くなっていたと思いました。

当院の歯科技工士の話によると、大型の技工所では、作業効率を考えて分業になっています。歯科技工士は、自分の作ったものを最初から最後まで作って、どのようなものが入るのか見てみたい、という思いがあるといいます。

一般的には、歯科技工士というと物を作る人、と思われがちですが、治療を提供する同じ医療スタッフの一員です。治療の計画から参加して、歯科医と打ち合わせして、実際に患者様とお話をして出来上りの物を見て、スタッフとコミュニケーションをとりたいと言います。さらに、外の場に行って学んでもらうなど、歯科技工士のキャリアを考えた仕事のやり方が大事と考えています。

院内技工の課題と向上策

年商1億円の歯科医院、地域ナンバーワンを目指す人は、院内に歯科技工士を採用して、歯科技工所を設置しようと考える人もいるでしょう。当院も最初は、院内に歯科技工所はありませんでした。院内に歯科技工所があることは、歯科医院内で治療方針を話し合えるほかに、患者さんへの受け渡しの時間が短縮されるため、診療サービス的にも他の歯科医院と比べて、大きな特徴の一つにもなるでしょう。

現在、勤務医の人は、今、お勤めの歯科医院に院内歯科技工所はありますか？　院内の歯科技巧所の技工士や外注先の歯科技工士とどのように接しているでしょうか？　その辺りを参考にしながら、今後、年商1億円、それ以上の歯科医院を目指して、院内に歯科技工所を持つ場合の参考に考えてください。

また、歯科医院で院内技工を行うには、いくつかの課題もあります。

歯科技工所の実態は、令和2年（2020年）厚生労働省衛生行政報告例（就業医療関係者）の概況就業場所別によると、歯科技工所は約7割、病院・診療所が約3割です。院内に歯科技工所があることは、少ない割合といえるでしょう。

なぜ、院内の技工所は、少ない割合なのか、その大きな課題の一つは、設備投資です。

1億円、それ以上の歯科医院を目指す人は、中長期的な計画の中で、どのくらいの規模になったら、いつくらいに院内に歯科技工所を設置したいなど、予算も含めて考えておくことが必要です。

設備投資には、専用の機器などと、スペースが必要です。また、医院の立地、患者層や、目指す診療項目によっても、院内にどのような歯科技工施設がいいのか、在り方を考えることが重要です。新しい機器を導入すればいいということではありません。

すでに歯科医院を経営されている場合、どこに歯科技工所のスペースを設けるか難しい問題と思います。例えば、都市部のテナントの場合は、特に難しいでしょうし、そもそも必要性があるのかという点もあります。

歯科技工施設の導入を考える時から、最新の設備はどのようなものがあるのか、それにはどのくらいの費用がかかるのか、それらを運用して何年くらいで経営的にプラスにできそうかなど、未来の予測を考えることが重要です。

当院では、最近、歯科技工のために新たに設備投資しました。セラミックの削り出し機器、CAD／CAMなど、基本的には、保険のインレー（詰め物）から、インプラントまで、ほぼ院内で完結できるように設備を整えています。

そして、院内に歯科技工所を設置する、もう一つの大きな課題は人材です。

先のデータで示したとおり、歯科技工士は、2020年、34、826人となっています。2018年と比べて358人増加していますが、年齢では50歳以上の割合が約半数です。現状のまま定年まで勤めるという人が38・5％と一番多くなっています。就業割合は、2018年時点で、28・7％と年々減少の傾向となっていることから、新しく人材を採用することが難しくなっています。さらに、歯科技工士には高度な技術が求められます。その技術の習得や向上には、育成する研修などが必須です。

当院には現在2名、男性、女性それぞれ1名ずつの歯科技工士がいます。一人は、大阪セラミックトレーニングセンター宮崎校で、最も名誉のある「片岡賞」を受賞した人です。その歯科技工士は、当院で働く前には、大型ラボに勤務するなど転職してきました。

当院の歯科技工士は、院内技工で働くことについて、次のように話しています。

「歯科技工士にとって、院内ラボは、良くなっていく過程に参加できることが楽しみです。良いものを作ってセットできるのも、もちろん非常に良いことなのですが、職場も含めて、そういう環境を歯科技工士だからできることがあります。そこを変えていって、みんなで良くしていける。1本の歯というより、お口の中のデザインに携われて、患者の喜んだ顔が見ることができます。患者の喜んだ顔が見ることができるのは、院内技工所に勤めると体験できると、よく聞く話なのですが、本当にそうで嬉しいです」

歯科技工士は、経験を積んで、技術も向上していくでしょう。最初は、実際の臨床で学ぶべきことが多いと思います。当院では、その後、勉強会へ参加する支援を行っています。外部のセミナーに参加する補助を全額支援しています。

このように、歯科技工士が、医療人として、どのようなキャリアを形成できるか、サポート体制を充実させることで、より良い歯科技工士、院内歯科技工所となっていくでしょう。

院外技工の受注と業務拡大に向けた戦略

歯科医院が院内に歯科技工所を持つ場合、単に患者へのサービスだけでなく、他の歯科医院から技工物を受注するというビジネスチャンスでもあります。その役割と、経営的な戦略が重要です。年商1億円の歯科医院、それ以上を目指す人なら、中長期計画を考える上で、歯科技工所のあり方を考えることが売り上げの向上策としても大事です。

大手歯科技工所と院内歯科技工所へ外注する違い

一般的に大手の歯科技工所は、分業制で作業を行っています。それぞれの作業では、各分野の責任者が、品質と時間の管理を行われているため、一定の品質が保証されるでしょう。また、歯科技工士の数が多いため、量が多くても対応できるという特徴があります。

一方、院内の歯科技工所では、歯科医や患者とのコミュニケーションがとれるなど、臨床の現場に近いことから、治療のニーズに合わせた細かい要望も理解して対応しやすくなります。オーダーメイドの技工物も製作できます。一般的に、院内の歯科技工所や個人の歯科技工所は、対応や納期が早くできることがメリットといわれます。

しかし、当院の歯科技工所は、納期が早くできることを一番と考えていません。歯科医と協業して患者にあった品質の良い、満足度の高い物を提供することが大切と考えています。もちろん納期が早くできればそれは良いと思います。

なぜ、納期の優先度が高くなくてもいいかというと、年商1億円以上、地域で人気、予約制の歯科医院や、自由診療の患者は、次の予約が2週間先、1か月先という場合が当たり前となっています。そのため、歯科技工物への優先度は、納期ではなく、品質、満足度なのです。品質、満足度が高いと、費用にも納得されることになります。

当院の歯科技工士は次のように話しています。

「院内の歯科技工所では、作ったものの結果を知ることができます。それは自分の作ったものに責任を持ち、現場にいるから患者の満足感などが確認したいという希望が叶えられます。しかし、最初から院内の歯科技工所でそのようになるかというと、そうではないと思います。専門ラボで、通用する技術を得ることができて、その経験があって、歯科医院に持って来る事ができて良かったと思います。専門ラボでは、戦闘力と生命力が上がりました。自分を成長させていく上で、負荷はかかった方がいいと思います。そのような経験から、時には、その歯科技工物は、大手技工所へ発注した方がいいですよ、など提案するかもしれません」

当院では、このような方針で、歯科医師や患者から高い満足度が得られるように、高品質な歯科技工物を提供していきます。

それぞれの歯科医院、歯科医師の要望に合った提案をすることで、信頼関係を長く続けていきたいと思います。

ＭＳ法人を利用して業務拡大

ＭＳ法人とは、経営における一つの選択肢です。これから開業しようと考える人や勤務医の人は、第一章で、ＭＳ法人（メディカルサービス法人）についての概要を述べていますので、参考にしてください。

当院では、ＭＳ法人を設立して、院内に歯科技工所はＭＳ法人で運営しています。厳密にいいますと、歯科医院は、そのＭＳ法人に歯科技工物を発注していることになります。もちろん、当院は、ほかの歯科技工所へ外注している場合もあります。一方、ＭＳ法人で運営している歯科技工所は、当院以外の歯科医院からも受注しています。

一般的に、ＭＳ法人を設立するメリットは、税制上の優遇措置を受けることができることです。また、医療法人とＭＳ法人で事業を別にすることで、リスクの分散にもなります。それにより、主に次のような経営の効率化やコスト削減が見込めます。

・所得の分散
・経営の分散

- 医療法で規制されている事業ができる
- 株式や社債発行、融資による資金調達ができる
- 院内技工士所の設置で、歯科技工の質を向上できる
- 関連物品の販売なども可能

ＭＳ法人で院内に歯科技工所を設けた場合、他の歯科医院からも歯科技工物を受注するため、売り上げが増加することが見込めます。

そうすることで歯科技工士の収入アップにもつながります。そういうモチベーションがあると、どのように効率化し、高品質のものを仕上げるかということを考えていくことになります。そのために、技術力を磨く、時間の管理を徹底するなど次の段階のモチベーションの向上にもつながります。

超高齢化の日本では、今後も益々、歯科治療は重要な役割を求められます。一方、歯科技工士は減少傾向にあります。そのため、国家資格の歯科技工になりたいと考える人が増えることや、そのやりがい、医療人としての誇りを持てることを示して、社会に貢献してほしい

と思います。

歯科衛生士と歯科技工士との協力とチームワークの重要性

歯科の領域でも、治療やケアにチームで取り組んで医療を提供する「チーム医療」が重要視されています。歯科医をはじめ、歯科衛生士、歯科技工士、歯科助手、トリートメントコーディネーター、受付、医療事務など、専門職が協力して、患者の治療やケアを行っています。

かつては「あの歯医者さんは、腕がいい、痛くない」などの評判が、口頭で伝えられ、それが地域でいい歯科医院という時代もありました。

また、「院長は腕ききだけど、他のスタッフは素人みたい」「院長が診るといいが、他の先生だとしっくりこない」などの感想を患者から持たれる医院もあります。それは、治療技術だけを評価されているのでなく、患者さん本人をリラックスさせる接遇や、スタッフが快適に働いているかなどの医院の雰囲気を含めた印象なのです。歯科医がどんなに専門的で高い治療技術を持っていても、患者の真の満足は得られないのです。

そこで、患者を中心に、あらゆるスタッフ全員が一定のレベルで、患者に満足できる対応をできるチーム力を備えることが重要です。これから年商1億円以上の歯科医院を目指す場合は、歯科医が一人とは限りません。チーム力を鍛えるには、第三章で説明しましたチームビルディングの取り組みが力を発揮します。

当院のケースを紹介します。それぞれ次のような役割を担ってチームで協力しています。

・受付コンシェルジュ

患者様が医院で初めて接するスタッフとなるため、ホテルのコンシェルジュのようなおもてなしの心で安心できる環境整備と接遇を担当しています。カルテの準備やアポイント管理、レセプト入力など歯科の専門知識も学習しています。

・歯科助手

歯科医師、歯科衛生士と患者を繋ぐとても大切な役割と責任感を持って努めています。

・トリートメントコーディネーター

スタッフの業務管理、患者の管理や治療の説明、治療計画などを行なっています。

・歯科衛生士

メンテナンス業務、歯周治療、データ管理を行っています。予防歯科や定期健診のレベルアップを目指しています。

・歯科技工士

入れ歯、被せ物、詰め物、矯正装置、インプラント、マウスピースなどの製作やメンテナンスをしています。歯科医師や歯科衛生士と打ち合わせをし、時には患者のお口の状態を確認して、精度が高く満足が得られるように製作しています。

・歯科医

一般歯科を中心に、審美・矯正・インプラント、美容など総合的な歯科治療の中心となって、スタッフとともにいい方向に導くように努めています。

毎朝の朝礼やミーティングで、その日の予約状況や、患者の注意事項、確認・治療内容などを情報共有ししています。

また、定期的にミーティングや勉強会を開催して、学びたいことや、課題点をみんなで共有し、解決できるような環境を整えています。

当院のチームワークの一例として、トリートメントコーディネーターの次のようなエピソードがあります。

「患者さんとお話しする中で、形が少し心配だったので院内の歯科技工士に相談して一緒に決めましょうということがあります」。

また、院内の歯科技工士の話では、次のようなエピソードがあります。

「ある患者さんで前歯にコンプレックスを持っていた人がいました。補綴に変えてセットしたとき、体変喜んでくれました。少し内気でそれほど話す人ではなかったのですが、お口の環境が良くなっていくにつれ、性格も明るくなっていって嬉しかったです」。

このように、それぞれの専門職が相談し合い、チームで行っています。その結果、患者の満足につながっています。

チームビルディングでは、個人のスキルや能力を最大限に発揮し、目標を達成できる「チームを作るため」に取り組みます。

チームワークという言葉は、スポーツの団体競技でよく聞くと思います。サッカーなどスポーツは、戦う相手やゲームに合わせて、選手が交代して、最適のゲーム展開をしています。歯科医院でも、患者や、治療内容に合わせて、それぞれの専門職によるチームを構成して、適切なメンバーが担当します。いわば、その患者や治療内容へ、適任者によるチームワークで最善の治療を提供するという考え方です。

チームビルディングで形成されたそれぞれの専門的な能力を、チームワークで協力し合い、意識や関係性を高めることで、質の高いサービスが提供できるということです。

歯科衛生士および歯科技工士の職場環境と働き方改革の推進

これからも、歯科衛生士、歯科技工士の求人倍率は高い状態が続き、益々高まっていくでしょう。

年商1億円、それ以上の歯科医院経営を考える人は、歯科衛生士や歯科技工士などスタッフのより良い職場環境や働き方を考え、提供することが最も重要と言って過言ではありません。

歯科衛生士は、先に紹介した実態調査のとおり女性がほとんどです。

厚生労働省が発表した令和2年度（2020）衛生行政報告書によると、就業歯科衛生士の数は、14万2，760人です。一方、歯科衛生士免許登録者数は、29万8，644人です。つまり、約15万5千人が資格を持ちながら、未就業、または歯科から離れているということです。

それでも、歯科衛生士免許登録者数のうち、就業者の割合は、増加傾向にあると報告されています。

2020年に、日本歯科衛生士会が発表した「歯科衛生士の勤務実態調査報告書」によると、退職の理由で最も多い「出産・育児12・4％」は、5年前に実施された調査20・6％と比べると、減少しています。子育て中でも働きやすい環境が整った歯科医院が増えてきているといえます。「再就職の意向」では、「すぐにでも再就職したい・条件が合えば再就職したい」が47・6％となっています。再就職の最も大きな課題は、「勤務時間」、続いて多かったのが「自分のスキル」です。

歯科医院では、このような課題を支援する取り組みや、努力が必要です。

とはいえ、当院も、開業した当初は、歯科医兼院長ひとりと、歯科助手2名で受付も担っていました。開業して3年ほどして、非常勤の歯科衛生士を雇用する余裕ができました。

その当院の歯科衛生士の養成方法について紹介します。

まずは、働く環境を整える事と考えています。

歯科衛生士の育成ステップでは、最初2週間ほど、患者様を診る事がなく、先輩の衛生士1人が1日付きっきりで、ずっと教え続けます。患者の予約は取らずに、座学、総合実習などで、安全に育成に集中します。できるようになってから簡単なところからデビューです。

具体的な処置の例としては、メンテナンス処置を60分で行っていますが、仕事の流れを頭に入れてないとうまくいきません。あまりにも時間がオーバーしたり、短かったり、メンテナンスの時にポケット検査、口腔内の虫歯チェック、歯の動揺度のチェック、ブラシのチェック、歯ブラシを当てて、綺麗にしたり、歯石取ったり、PMTC（歯面清掃）したり、予約取ったり、などがあります。そのどこかのステップが抜けないように、まずはそこが基本的にこなせるようにトレーニングします。

次のステップでは、実践を重ねて、実力を上げていってもらいます。

とは言っても、そのままでは、自分のやり方が合っているか、合っていないかわからないと思うのです。そこで、月に1回、勉強会の時間を2、3時間とりまして、お互いに、実習や打ち合わせをして学んだことを共有しています。このように、定期的に勉強会を続けています。

さらに、歯科衛生士には次に、仕事面では新たな取り組みに挑戦して欲しいと考えています。たとえば、ホワイトニングの研修を医院全体で受けていますが、そこの中心で動いてもらったり、小児歯科も進化させるので、そこの仕組みを作ってもらったりなど、そのような仕事に携わってもらいたいです。また、それをクリアしたら、さらに新たな分野で仕組み作りに動いてもらいたいと考えています。

当院で働いているスタッフは次のように話しています。

「まだ子どもが小さいので勤務時間など子育てをしながら働きやすい環境なので選びました。仕事・育児を両立できていて、新たに資格も取得し、それを実践して患者様に「ありがとう」と言ってもらえてやりがいに繋がっています」。

「予防歯科に力を入れていることに興味を持ち、ＴＨＰ（トータルヘルスプログラム）という全身の菌のコントロールについて学べる点に引かれました。新卒のため技術面がとても不安だったのですが、先輩が1日付きっきりで丁寧に教育してくださりました」。

次に、一般的な歯科技工士の職場環境にあるように、歯科技工所は約7割、病院・診療所が約3割です。院内の歯科技工所は、少ない割合といえるでしょう。

歯科技工士は、一般的に大手歯科技工所に就業して、歯科医院や病院からの発注を指示書により受け、作成から納品までの一連の作業を行います。経験を積んで、技術を身につけた後に、独立する人もいます。歯科医院の院内技工所に勤めてから、独立する人もいます。院内に歯科技工所がある院長の悩みには、歯科技工士が独立して辞めていってしまう、という声も聞きます。

当院では、院内に歯科技工所を設けていますが、MS法人として運営しています。将来、この法人の責任者となることを想定しています。

歯科技工士のキャリアデザインについて、当院の歯科技工士は、自身の経験から次のように話しています。

「大型ラボで得られる特徴は、手が早くなるということです。そしてそれぞれの分野の上司がいます。それは、各分野のエキスパートですので、技術の上達に関しては早いと思います。また、6～7人規模の技工所では、最初から最後まで、完結することができました。その後、患者様の反応を直接見たかったので、当院に入職しました。歯科技工士が仕事に気をけるためには3つのポイントが大切と思います。一つは、目標を設定することです。いつやるか、いつまでにやるか、それを詳細に設定して成長のスピードが速くなりました。二つ目は、環境をしっかり選ぶこと。職場だけでなく、勉強会とか、前向きな方が集まる環境、トップの人を見にいく、会いにいくことですね。会ってみると世界が変わると思います。三つ目は、前向きに頑張ることです。例えば、マイナスな発言を止める。いきなりは難しいと思いますが、その言葉をいい言葉に変えていこうと徐々にしました。それで変わっていきました。結局、自分が選んだ、自己責任と思います」。

歯科技工士の話にもあるように、当院では、時間をとって歯科医師と歯科技工士が打ち合わせをすることを大切にしています。診療を止めてでも昼間に30分ほど時間をとって、治療計画を見直すほか、レントゲン見て、ここはどういうふうにしようかなど、打ち合わせしています。臨床現場で歯科医と歯科技工士が一緒に患者の反応や経過を見ることで、質の高い診療サービスが提供できます。

さらに、当院では、全ての働くスタッフのポジションが上がって、成長できる仕組みを随時、更新して作っていきます。

それぞれのポジションで中心となってまとめる人には、幹部として、一生働けるような職場を作っていきたいと考えています。

また、退職金なども制度を作り、個人的にも積み立てなどにより、将来、困ることのないように考えています。将来のお金のことをあまり考えなくても、仕事に打ち込める環境作りをしています。

歯科衛生士も歯科技工士も、その後、幹部クラスになる人には、全体を見ないといけません。幹部が集まるミーティングに参加して、仕組みを作るという仕事もあるので、なるべく診療に携わる時間を減らして動けるようにしていきます。

ほかにも、器具や機械などの設備を整え、仕事の効率化を図る環境作りや、スタッフルームを設置するなど、過ごしやすい環境作りに取り組み、スタッフが働きやすい環境作りを続けています。

このように、当院の事例を紹介していますが、最初からこのような状態だったわけではありません。さまざまな試行錯誤しながら現在があります。今後も継続して取り組んでいきます。これまでさまざまな歯科医院を見て研究してきました。なかには院長ひとりで経営されているトップダウンの歯科医院などでありがちな事例があります。院長の機嫌で理不尽に怒ったことによって、スタッフが退職してしまったというケースです。ご存知のとおり、求人倍率は高くなる一方であり、一人の採用には約１００万円かかるといわれています。そういうリスクには、院長や経営者は、怒りを出しそうになった時に、目の前に１００万円の現金を置いてから考えて欲しいと思います。現在、勤務医の方も、このような社会状況に鑑みて、開業に向け、今から対応策を検討していくことが重要です。

第5章 成功への道しるべ

成功した開業医の実例と教訓

私たち医療法人なかお歯科は、今ではユニット25台となりましたが、最初から成功したというわけではありません。現在もまだまだ道半ばで、さらに努力していきます。

そこで、これから開院して年商1億円以上、地域ナンバーワンの歯科医院を目指す人へ、実例としてその経緯を紹介します。

医療法人なかお歯科の理事長である歯科医は、福岡県内の2つの医院に勤務して5年後、30歳で開院しました。大学進学の頃から、独立したい志向があり、およそ5年を区切りに開業しようと考えていました。歯学部で学ぶ人は、親が歯科医師で開業している場合が多いものです。しかし、院長の両親は、歯科関係者ではありません。つまり、業界との関係性は希薄でした。

開業の候補地は、地元の北九州市内で、駅が近くて長く続けられそうな場所を探しました。そのなかで、北九州市の戸畑地区は、近隣に八幡製鐵所がある大きい工業地帯でした。現在は住宅街として開発が進み、マンション建設が進んでいます。北九州市内のどこにするかには迷いがあったようです。戸畑駅は、１９９９年に移転したばかりでしたので、しばらく移転はないだろうと考えたのです。特急も停まり、車でも来やすい立地です。近くには大型ショッピングセンターもあり、商業圏であるということが決め手になりました。

今となっても、やはり、開業において立地は重要だと思います。

最初に開業した物件はテナントでした。金融機関からの紹介で、駅前に医療用テナントビル、いわゆるメディカルモールができるということで、ここなら融資してくれるということでした。最近ではないかもしれませんが、当時はディーラーの担当エリアに関係していたのか、なにかの理由で、機材を導入できませんでした。それで遠方から導入することになり苦戦しました。

そして「なかお歯科クリニック」という名称で、ユニット3台から個人事業で始めました。ところが、どういう変化があったのか、開院してみるとメディカルモールではなかったのです。「なかお歯科クリニック」のみで、他のテナントは1件も入ってなくて空いていました。

開院すると、いろいろな人が売り込みにきました。当時は、若くて何も知らなかったため、今思うと騙されそうなことが多くありました。これから開業する方は、そういう勧誘などに気をつけたほうがいいと思います。

さらに、テナントの規定があり、決まった場所にしか告知ができませんでした。そのため、院長が自分で手作りした紙の看板を、外から見えるように歯科医院内に掲示しました。ホームページは、業者に依頼するお金がなかったため、仕事が終わってから、院長が自分で作っていました。集患には、案内チラシを作成して、それを父が自分の仕事のない時に、足で一軒一軒、配布してくれました。家族のありがたさを非常に感じました。それでも患者が来なくて、開院1年目で、運転資金がつきました。親からも借金し、一番辛い時期でした。撤退も考えました。

あらゆる手を打ちました。テナントの管理会社と交渉して、看板を出せるようになりました。〝1日限定で何名しか診察しません、丁寧な治療をします〟などのほか、まだ流行していなかったホワイトニングのモニターを募集し、日曜日の診療も始め、夜間も診療するなどを講じて好転していきました。

そして、このテナントのスペースでは、4台しかチェアを置けないため、移転を考えました。

移転する歯科医院は、戸畑駅前から3分の場所に新設しました。1階を歯科医院として、その上はテナントとマンションです。移転に際して医院名を「なかお歯科クリニック」から「戸畑駅前なかお歯科クリニック」に改称しました。ユニット8台、CT（コンピュータ断層撮影）などを備えました。

移転後すぐに、幸いにも予想の4倍の来院数となりました。それに対応して、2階へユニット5台、カウンセリングルームを増設し、そこでは主にメンテナンス、ホワイトニングを行っています。そして「戸畑駅前なかお歯科クリニック」から「戸畑駅前セントラル歯科」に改称しました。さらにその後、院内に歯科技工室を備え、セミナールーム、最上階9階にはスタッフ専用ラウンジを設けています。

そして、戸畑駅前の周辺だけでなく、遠方から来院される方が増えてきたこともあり、北九州全体から来院されることを想定して、さらに増設することにしました。現在の歯科医院の向かい側に、北九州最大級の複合型歯科医院として、小児・予防棟を2024年冬に新設して増床します。「北九州セントラル歯科　小児歯科　矯正歯科」として、キッズスペースを設置し、予防と小児に特化した施設となります。

戸畑駅前の地域では、ナンバーワンの歯科医院と言っても過言ではないと自負しています。さらに北九州全体の地域で選ばれる歯科医院を築いていきます。

この本を読まれている人は、年商1億円以上、地域ナンバーワンの歯科医院を目指していると思います。医療法人なかお歯科の実例のように、さまざまな事例や経営ノウハウを学習するなど、やる気のある方にとっては、1億円とは単なる通過点です。

理事長も私も、調査や学習を繰り返し、さまざまな人に相談しています。多くの情報を得ることは選択肢の幅が広がるため重要です。それぞれの歯科医院にはそれぞれのストーリーがあり、すべて異なります。自分自身の歯科医院を見つける旅だと思います。

経営スキルの向上と継続的な学習の重要性

歯科医が経営するには、2つの能力を使い分ける必要があります。医療人としての自分、経営者としての自分です。場合によっては、歯科医としての自分と、経営者としての自分と戦うことになる可能性もあります。たとえば、この最新機器は医療的に欲しいが、経営目線では、高額すぎて採算が合わない、などが考えられます。

歯科医院の経営者としての能力を向上させるには、特に社会や業界、市場の流れや将来性を継続的に見極めていかなければなりません。医療・歯科業界の動向について次のようなデータが出ています。

令和2年（2020）医療施設（静態・動態）調査（確定数）・病院報告の概況によると、令和元年（2019）10月〜令和2年（2020）9月の期間の歯科廃止件数は、1、714件、そのうち個人は、1、392件となっています。同期間の新規開設数は1、393件、うち個人は1、046件と比べると、開設より、廃止の方が多くなっています。一方、医療法人は399施設と増加しています。

全国の歯科医院数は、コンビニエンスストアの店舗数より多いとされているように、競争は激化し、2極化が進んでいくと考えられます。

歯科医院の経営を継続していくにあたっては、歯科専門の技術的な学習とともに、世界や国など、社会の中長期的な情報を理解し、自身の医院運営に戦略的に組み入れていくことが重要です。むし歯を治療するだけの時代も終わり、ホワイトニングの流行、インプラントという時代も変わっていくと考えられます。

２０４０年を見据えた歯科医院経営

人生１００年時代を迎え、健康寿命の延伸は国策となっています。国の予定されている政策・制度改正などには、「健康日本21」が「次期健康づくり運動２０２４～」、６年ごとに改定される第８次医療計画（２０２４～２０２９）、「第ＩＶ期医療費適正化計画２０２４～２０２９」があります。

それを踏まえた「２０４０年を見据えた歯科ビジョン令和における歯科医療の姿（日本歯科医師会２０２０年10月）」によると、歯科治療の需要は、従来の形状回復などの治療中心から、口腔機能の維持・回復を目指した管理・連携型へと変化していくと推察しています。そのため、新規技術の導入・開発に向けて、日本歯科学会とともに、新たな保険病名を提案していくとしています。

「２０４０年を見据えた歯科ビジョン　令和における歯科医療の姿」の中では、地域を支える歯科医療を推進する一つとして、歯から始める子ども・子育ての拡充をあげています。

実現のためのアクションとして

・妊産婦歯科健の法制化に向けた対応の強化で2025年までの法制化を目指す
・児童虐待診断用アセスメントシートの開発（2025年まで）
・子育て世代包括支援センターへの歯科医師、歯科衛生士の配置（2030年までに全国展開）
・1歳児歯科健診、パートナー歯科健診事業の拡充に向けた働きかけ（2040年までに全国での実施を目指す）

としています。

ほかにも、質が高く効率的な歯科医療提供体制を確保するためのアクションとして

・診療報酬のオンライン請求の普及（2030年までに全歯科診療所の2／3以上が導入）
・医療保険のオンライン資格確認の普及（2030年までにほとんどの医療機関で）及び、マイナンバーカードへの対応
・地域の医療情報連携ネットワークへの参画
・PHRを活用した個々の患者への対応（健康教育・予防・医療）
・歯科におけるオンライン診療等、遠隔診察の検討
・ICT活用による新規技術の開発促進

をあげています。

歯科業界の担い手（歯科衛生士・歯科技工士）の育成が進む環境を整備する必要性も掲げています。

厚生労働省の「中央社会保険医療協議会（第３７６回）」資料による歯科治療の将来予想でも、歯科治療は、治療中心型から、治療・管理・連携型へ変化すると示しています。

このような中長期の動きに鑑み、これまでにある歯科治療を充実・進化させながら、将来の歯科ニーズの多様化に対応していかなければなりません。自身のクリニックの特性を活かして戦略をたてて経営していくことが重要です。

当院では、歯科業界のほかに、スタッフの人生設計にも安心感が得られるように、退職金だけでなく、希望職員が加入できる企業型確定拠出年金に加入しています。国は、高校の授業カリキュラムに投資の学習を導入したほか、一般社会人にはＮＩＳＡなど投資を勧めています。人口が減少していく日本では、誰もが年金だけでは将来の生活に不安を感じています。

このような時代ということもあり、歯科医院に退職金システムを構築している専門家に依頼して、スタッフも将来のお金の相談などをできるようにしています。つまり、積み立てをしながらお金の仕組みも学べる環境を提供しています。

退職金制度がある歯科医院もあると思いますが、退職金で50万円を支給されても一時的なものにしかなりません。確定拠出年金を利用すると、年数が長くなればなるほど、複利で増えていきます。たとえば、新卒で入職して毎月3、000円の積み立てると、60歳で1、000万円以上も可能になります。

今後さらに、人材は、最も重要な課題といっても過言ではないでしょう。その対策として、仕事以外のスタッフの人生や将来に役立つことを導入することで、経営の安定にもつながります。

ほかに、安定した経営のために不動産投資をしています。きっかけは、知り合いの歯科医が、歯科医資格を取得してすぐに金融機関から資金を調達して不動産投資を始めた人がいたことです。歯科医院の経営以外の収入があると、機材や設備投資、それによる効率化などにより、スタッフへの還元にもつながります。ほかにも、第一章で述べたMS法人を設立するなど、経営の効率化を図っています。

経営スキルとは、患者を増やして医療報酬を得ることだけではありません。効率化による経費削減、他の事業収入など、あらゆる可能性があります。そのような様々な業種との関係や人脈により、さらに新しい事業展開への可能性も出てきます。

法律と倫理に関する基本的な知識と守るべき原則

歯科医が開業する際には、関係してくる法律があります。医療関係の法律以外は、わからないと思われるでしょうが、法律を覚えるということではなくて、必然的に接するのです。たとえば、人は普通に生活をしていますが、憲法で、基本的人権が尊重されています。それを侵害した場合、名誉毀損罪、侮辱罪などに該当するものがあります。専門外と思われるようなことでも、関わってくる法律があります。歯科医は、専門の国家資格保持者であるため、真面目で、専門的なことは専門家任せになりがちな人が多いと思います。しかし、任せっきりでは、間違った方向に進んでしまう可能性もあります。ある程度の情報を認識していないと経営的な決断もできません。開業時のエピソードをお話ししたように、いろいろな人が売り込みにきますので、自分自身の方針をしっかり持っていることが重要です。

第一章の「開業に向けた法的手続きと免許申請」で、開業までのスケジュールを紹介しています。

その際に、関係してくる医療関係以外の法律も合わせて、歯科医が関係する法律は次のとおりです。

・医療関係：

医師法、歯科医師法、歯科衛生士法、歯科技工士法、薬事法、薬剤師法、放射線技師法、麻薬及び向精神薬取締法、地域保健法、社会福祉法

・社会保険・福祉関係：

健康保険法、国民健康保険法、社会保険診療報酬支払い基準法、高齢者の医療の確保に関する法律、母子保健法、学校保健法、児童保健法、生活保護法、身体障害者福祉法、精神薄弱者福祉法、感染症法

・労働・雇用関係：

雇用保険法、労働基準法、労働安全衛生法、労働者災害補償法、労働関係調整法、最低賃

金法、労働組合法、家内労働法、職業安定法、国民年金法

・公害・環境保全関係：

水道法、下水道法、環境基本法、水質汚染防止法、廃棄物の処理及び清掃に関する法律

・その他の関係法規：

憲法、民法、民事訴訟法、刑法、刑事訴訟法、私的独占の禁止及び公正取引の確保に関する法律（独占禁止法）、医薬品副作用被害救済・研究進行基金法、製造物責任法（ＰＬ法）、自動車窓外賠償補償法、個人情報保護法、労働基準法、不動産登記法、都市計画法、消防法、野外広告物法、医療広告規制

法律は、国や地域の決まったルールのため、これに違反すると罰則があります。関連する基本的な法律を理解して遵守することが基本です。

一方、倫理とは、人として、専門家として、どのような行動をとるべきかの考え方が原則です。倫理に違反しても法的な罰はありませんが、昨今では、一般企業ではコンプライアンスの遵守が高まっています。この傾向から、医療業界においても、倫理指針や倫理規範を策

定している組織が多くなっています。

医療分野の倫理に関わることでは、世界的に発表された「ヘルシンキ宣言」があります。1964年、世界医師総会が、人体実験における被験者の生命や人権や意見を尊重する宣言として採択されました。被験者に対するインフォームドコンセントの重要性が強調され、ヒトにおけるbiomedical研究に携わる医師の勧告、ヒトを対象とする医学研究の倫理原則、被験者のプライバシー保護、独立した倫理委員会の審査を受けること、被験者への説明や同意は必ず文書で行い、署名が必要なことが示されています。

日本の新薬の治験である「医薬品の臨床試験に関する実施基準」は、この「ヘルシンキ宣言」が基本となっています。

WHO（世界保健機構）においては、1986年、先進国における健康づくり対策として採択された「ヘルス・プロモーション」に関する合意「オタワ憲章」があります。ヘルス・プロモーションとは、疾病の予防から積極的な健康づくりまでの幅広い意味があります。

日本の「健康日本21」は、この「オタワ憲章」の一環の運動です。

その中の8020運動も、健康づくり運動として大きな役割を果たしています。

厚生労働省では、「臨床研究に関する倫理指針」が定められています。日本歯科医師会は、「信頼される歯科医師Ⅱ 歯科医師の職業倫理（平成20年8月）」という資料で『日本歯科医師会倫理規範』を設けています。

このような情報を参考に、歯科医として社会的責任を果たしていくことが求められます。特に、学会などで発表する臨床研究をされている場合は、自身の歯科医院としての倫理指針を明示しています。

プライバシーと個人情報保護の重要性

近年、プライバシー、個人情報保護について、データの情報漏洩などネガティブなニュースを耳にすることが多くなってきていると思います。

開業を目指す方が認識しなければならない重要なこととして、自身の歯科医院での責任は自分にあるということです。そこで、そもそものプライバシー・個人情報について考えた方の変遷を紹介します。

プライバシーとは、もともと「そっとしておかれる権利」として19世紀末から発達してきました。日本に導入されたのは1960年代前半とされています。

先進的なアメリカでは、「個人情報の自己コントロール権」と定義されています。いわば、他人が持っている自分の個人情報にアクセスを保障し、自分がコントロールできるという考え方です。この背景には、コンピューターやデータベースが普及し、一瞬にして多数のプライバシーが侵害される恐れが高まったという事情があるためです。

1980年に、OECD経済開発協力機構）で、8原則を制定し、加盟国に法政の標準化を促しました。日本では、平成17年（2005）4月1日に「個人情報保護法」がスタートしました。個人情報保護法も基本的にOECDの8原則に則っています。

厚生労働省では、「医療・介護関係者における個人情報の適切な取り扱いのためのガイダンス」を策定し、適宜、更新して公表しています。

日本歯科医師会が公表している「歯科医院のための個人情報保護法Q＆A」では、歯科医院の「個人情報」といわれるものには、次の項目があるとしています。

◈患者及びその家族

診療申込書、医療面接票（問診票）、診療録、歯科衛生士業務記録、健康相談業務記録、エックス線検査記録及び他の各種検査記録（歯周組織検 査記録、顔面及び口腔内写真記録、研究（診断）用模型等）、各種調査記録（口腔ケア記録、生活記録、患者満足度調査記録等）、治療計画書、医療情報提供書、補綴物維持管理票、患者同意書（患者承諾書）、処方せん（服薬説明書を含む）、紹介状、照会状、コンピュータに入力した患者情報、歯科技工指示書、その他患者にかかわる情報（患者の氏名等が書かれたメモ、領収書（治療費精算書）、日計表、留守番電話メッセージ等）

◈従業員

履歴書（経歴書）、人事考課記録、税務にかかわる記録、労務にかかわる記録（給与明細書、健康診断結果等）、その他医療従事者にかかわる情報

◈委託・取引業者

歯科技工所、歯科材料商、廃棄物処理業者等の情報

厚生労働省のガイドラインに、特別に盛り込んである措置は、たとえば次のような内容が示されています。

- 個人情報保護法では、取扱う個人情報（個人データ）の数が5、000件以下の小規模事業者は、個人情報取扱事業者としての義務を負わないが、ガイドラインでは、小規模事業者に対してもガイドラインを遵守する努力を求めています。
- 法が対象としている個人情報は、生存する個人に関する情報に限定していますが、ガイドラインでは、死亡した患者の情報を保存している場合は、漏えい、滅失又は、き損等防止につとめ、遺族に対する診療情報の提供を「診療情報の提供等に関する指針」に従って行うよう求めています。
- 厚生労働大臣が、勧告及び命令を行います。
- 法に関する考え方や方針に関する宣言を公表することを求めています。
- 個人情報を取扱う場合は、法やガイドラインに示す項目のほか、守秘義務に関する他の法令（刑法、関係資格法等）を遵守するように示してあります。
- 個人情報である診療情報を開示する場合は、「診療情報の提供等に関する指針」の内容に従うものとされています。

各歯科医院には、プライバシーと個人情報保護に関する歯科医院のポリシーを明確にすることが求められています。

特に、ガイドラインでは、個人情報保護方針を策定して、公表することが求められているため、次の項目を明記する必要があります。

・歯科医院の個人情報取扱
・法、関係法令の遵守と確認
・利用目的の通知
・第三者への提供
・個人情報の安全管
・苦情相談への対応（苦情窓口の設置）

入れておくことが望ましい項目

・個人情報の取扱責任者
・個人データの本人への開示手続き、手数料

●従業員への教育

これらの個人情報の利用目的やポリシーは、院内やホームページなどで公表しなければなりません。

勤務医の人は、勤務されている医療機関でも明示されていると思います。その医院はどのように記載しているか確認してみてください。

そして歯科医院では、個人情報を取り扱うため、守秘義務が課せられています。

歯科医師法では、患者やその家族の個人情報を、正当な理由なく他人に漏らしてはならないと定められています。個人情報を漏らした場合は、歯科医師法ではなく、刑法134条（秘密漏洩）によって罰せられます。

歯科衛生士は、歯科衛生士方第13条の6、歯科技工士は、歯科技工士法第20条の2で守秘義務が課されています。それ以外のスタッフには、個人情報の保護に関する法律第21条で、個人情報取り扱い事業者が、該当する従業員に対し、必要かつ適切な監督を行わなければならない、という規定があります。

そのため、守秘義務を課されていないスタッフとの間で、秘密保持契約を締結する必要があります。

また、電子カルテや医療機器の管理を委託・共有している場合があると思います。近年は、デジタル化が著しく進化していることから、医療分野の情報セキュリティの重要性が高まっています。それらを管理する形態によっては、患者などの情報を歯科医院や従業員以外の第三者が保管することとなるため、その業務委託先との間で、秘密保持契約を結ぶ必要があります。

現在、勤務医の人で開業を目指している人などが気になるような項目として、日本歯科医師会が公表している「歯科医院のための個人情報保護法Q＆A」では、次のように答えています。

Q　勤務していた医療機関を退職する歯科医師が、自分の担当患者の自宅に新しい勤務先を伝える手紙を出すのは問題ありませんか？

A　通常の業務で想定される利用目的とは考えられません。法に反すると考えられます。

Q　歯科医師が退職し、他の医療機関に勤務するときに、以前から診察していた患者の診療を新たな勤務先で引き続き行いたいとして、検査データや画像データ等を提供することは可能ですか？

A　そのまま持ち出すことは、法に反します。院長の了解を得るとともに、歯科医院として患者一人ひとりの同意を得る必要があります。この手続を行ったうえで、退職する歯科医師に「診療情報提供書」としてデータを渡すことができます。

特に、医療分野の個人情報は、究極の個人情報ともいわれています。患者の社会的な評価にも関わるおそれがあるため、より厳しく保護することが求められています。

そのため、歯科医院では、患者の個人情報とともに、従業員のプライバシー、個人情報の保護は非常に重要です。患者が安心して治療を受けられるためだけでなく、スタッフを含めた医院側も、よく理解し注意する必要があります。

成長と挑戦：将来の展望と自己啓発のための道筋

歯科医院を経営するにあたって成長や挑戦をしていくためにはさまざまな人々の交流が役に立っています。メーカーやディーラー、不動産業者、金融機関など、他の目線からの意見なども、非常に参考になっています。医療・歯科以外の異業種の方や、その経営者などと意見交換することは、将来の経営を考えるにあたって、自己啓発にもなっています。

その異業種から学べる開業について一つの事例を紹介します。

ここでは創業者として飲食店を開業した方のお話を紹介します。医療法人なかお歯科の理事長もいわゆる創業者です。これから歯科医院を開業される人にも、ほかの事例として参考になるかと思います。

現在、北九州市の皿倉山の夜景が一望できるレストランを経営されています。最初は、6畳半くらいのお店で、夜にお酒を提供するサービスから始められました。その理由について経営者は、お酒は腐らないし、単価が高いということから選んだそうです。一杯いくらで、一日何人など考えて始めました。ところが、お客さんが来ません。なぜかと考えた時、何を特徴にしているかという〝売り〟がなかったのです。常連さんは、長年続いているお店に通うなど、その人の目的を満たす場所に行くのです。

新しいお店が開店すれば、人は来てくれるものだと勘違いしていました。それで試行錯誤しました。価値あるものとして認識してもらうように新しいサービスを提供しようと、ある時カレーをおつまみにした専門のバーを作ってみることにしました。カレーは何種類もメニューがあるとぼやけてしまうと考えて、このカレーはどのお酒にも合います、という提供をしていました。そうすると、カレーバーって、どのようなところだろうと、お客さんが少しずつ増えていったそうです。そのような状態が2年くらい、それでも黒字化にはなりませんでした。

そこで、そのカレーを外でも販売しようと考え、さまざまなイベントに出店しました。しかし、イベントに出店するカレー屋は多くあるため、見た目で差別化を図ろうと考えました。カレー屋だけど、デザインを全て緑の暖簾で統一しました。そうすると、買うつもりがなくても何だろう？　と興味で人が集まってきて行列になりました。

そのあとには、リアル店舗がない、イベントなどの〝外でしか食べられないカレー〟として人気になりました。

飲食店には、お客様に美味しいか美味しくないかということを求められます。その外でしか食べられないカレー屋は「思い出に寄り添う味」を提唱しました。固定したお店を持たない、イベントでしか食べられないという差別化のブランディングです。そのカテゴリーが認識されるまで約7年かかりました。

その経営者は、どのような業種にしても、ゼロから始める勇気が必要と言っています。それはどのように出てくるかというと、「タイミングと勢い」しかないといいます。なぜかというと、こういう手法で、これくらいの利益を出そうと、最初から緻密に計画すると机上の空論ではないですが、挫折が近いと言います。

このようなお話を聞くと、私からみても歯医者は真面目な方が多いと思います。もちろん医療に真面目さは必要ですので、開院の事業計画書をきっちり作って開業します。しかし、その計画通りに行くことは難しいのです。常に試行錯誤、つまり、挑戦して成長していくことが重要なのです。資格試験のように正しい答えがあるわけではないのです。

歯科医は、国家資格を取得した専門職です。この本を読んでいる方にも、自分の技術力に自信がある方が多いでしょう。しかし、経営をしていく上では、技術力だけでは続かないと思います。もちろん技術力は、特徴・強みになりますが、それだけでは繁栄する医院の経営はできません。

また、個人としての歯科医は、職人の部分もありますから、やはり年齢とともに技術力も限界がやってきます。たとえるならスポーツ選手のように、現役を卒業して、次の育成やマネジメントに移行する時期がきます。

いわゆる老化は、徐々に進みますから、自分自身では気づきにくいと思います。

ある先輩で技術的な能力が非常に高い歯科医から、「もう歳とって目が見えにくいから、形成は、若い先生に任せている」と聞いて、素晴らしい人だと思いました。自分の技術力に自信があると、そのような判断は難しいことと思います。徐々にそのような将来を考えていく必要があるのです。

医療法人なかお歯科では、歯科医も複数になり今後も増えていきます。そこで近い将来には、医療法人の名称を変更しようと考えています。現在、医院名は「北九州セントラル歯科小児歯科　矯正歯科」です。開院した時代には、苗字など個人名を医院名にすることが一般的でした。規制緩和や時代の流れもあり、変わりつつあります。歯科医が院長一人の時は、「なかお歯科クリニック」という名称で、本人が頑張らなくてはという段階だったと思います。次の段階、その次の段階へと変化しながら成長し、さらに次の段階へ挑戦していきます。

そのための自己啓発と道筋とは、後輩やスタッフに医療人として幸せな人生を過ごすためにさまざまなサービスを提供することと考えています。

歯科医、歯科衛生士、歯科技工士などは、国家試験に合格した資格保有者ですね。試験問題には正しい答えがありましたが、医療は、何を持って正しいとするか難しいものです。患者が思っていることと、こちらが思っていることが違うということがあります。また、今は最適な方法かもしれませんが、将来的には変化していくでしょう。未来は変化し続けます。

この本を読んでいる人も、年商1億円以上、地域ナンバーワンの歯科医院を目指しているわけですから、その時の社会状況や、ステージに合わせて変化させ、成長と挑戦を続けていってください。

おわりに

この書籍を手に取っていただき、最後までお読みいただき、誠にありがとうございます。開業医としての新たな旅路に向けて、あなたが持っている情熱と興奮を感じながら読んでいただけたら幸いです。

我々は、歯科医療の未来を切り拓く者たちが、一歩ずつ歩みを進めていく様子を想像しています。年商1億円を目指すことは大きな挑戦であり、地域No.1になることは社会に対する大きな貢献です。しかし、その一歩一歩が、あなたの個人的な成長や、患者たちへの深い影響を生むことでしょう。

この書籍で共有された成功者たちのストーリーが、あなたのキャリアに新たなエネルギーとアイディアをもたらしてくれることを期待しています。成功には多くの形がありますが、自らの理念に忠実であり、患者たちとのつながりを大切にし、地域社会への貢献を忘れないことが、真の成功への道だと信じています。

歯科医療の舞台裏に潜入し、開業医としての成功に向けて新たな一歩を踏み出しましょう。未知の領域への挑戦は決して容易ではありませんが、その中にこそ多くの発見が待っています。困難を乗り越え、成功の扉を開く瞬間を心待ちにしています。

最後に、あなたの未来が輝かしいものであり、この書籍がその一助となりますように。お読みいただき、誠にありがとうございました。

中尾英哲
医療法人なかお歯科事務長

中尾英哲氏は医療法人なかお歯科において、事務長として経営に携わり、歯科分野において確固たる地位を築いています。患者との信頼を大切にし、効果的な経営戦略を展開するなど、緻密な計画と実行力で歯科医院を成功に導いています。地域の歯科医療の発展においても重要な役割を果たしています。

中尾氏のリーダーシップのもと、医療法人なかお歯科は北九州で NO.1 の歯科医院として知られています。患者中心のサービス提供や先進的な治療技術の導入など、高品質な歯科ケアを提供することで地域の人々から信頼を得ています。スタッフ一同が協力し合い、患者の健康を第一に考えた経営方針が評価されています。

中尾英哲氏の書籍は、歯科医院経営において NO.1 を目指す歯科医師や経営者に向けて、成功の秘訣や実践的なアドバイスを提供します。経営の舞台裏で積み重ねてきた経験や知識を通じて、読者が自身の歯科医院を成功に導く手助けとなるでしょう。

歯科開業マスタープラン
年商1億円を超えて地域No.1を達成するための戦略

2024年3月22日　初版第1印刷

著者　中尾 英哲
発行者　高野 陽一
プロデュース　水野 俊哉
装丁　渡邊 民人（TYPEFACE）
本文デザイン　森岡 菜々（TYPEFACE）
取材協力　渡部 憲裕（ライフプランニングサークル　シャラク代表・歯科医師）
発行　サンライズパブリッシング
〒150-0043
東京都渋谷区道玄坂1-12-1
渋谷マークシティW22階
電話：03-5843-4341
発　売　飯塚書店
〒112-0002
東京都文京区小石川5-16-4
電話：03-3815-3805
印刷・製本　中央精版印刷

ISBN　978-4-7522-9028-5
Cコード　2036
Printed in Japan